見放さないその命

——御津医師会10年の挑戦

御津医師会記念誌編纂委員会 編

地域住民に寄り添う医師会

日本医師会会長（第六八代世界医師会会長）　横倉　義武

医師会は、日本で唯一の医師個人資格で加入する職能団体である。日本医師会、47都道府県医師会並びに８９０の郡市区等医師会という三層構造をとるなか、御津医師会は郡市区等医師会の一つとして、昭和22年の設立以降、地域に根ざした活動を展開し続けている。

御津医師会を一言で表すなら、「地域住民に寄り添う医師会」と言えるだろう。歴代会長の強いリーダーシップの下、いかにして地域医療を守り、地域住民に安心を与えられるかを第一に考え、様々な取り組みを行っている。

なかでも特筆すべきは、医師会員と地域住民との尊敬と信頼に基づく「医療現場を守る相互扶助プログラム」の提唱と、町内会を連携パートナーとした実践である。

その代表的な取り組みとして、夜間診療輪番制が挙げられる。この制度は、大規模病院に集中しがちな時間外患者の受け皿を、会員間の連携の下に整備することで、負担の分散化を図るものである。そして、その精度を高めていくため、定期的に連合町会長と医師会とがモニタリング会議を行い、制度の充実を図っている。制度開始から10年、地域の安心につながっているという地域住民の声が多数あがっていることが、その成果の表れであろう。

２０１０年に発生した新型インフルエンザへの対応の際にも、医師会と町内会との連携が大いに発揮された。その詳細は本文中にあるので割愛するが、こうした経験がお互いの関係性をより強固なものにしたことは明白である。

このように、「地域医療を守る」という強固な意志のもと、地域住民に寄り添う取り組みを続けた結果、２０１３年には第１回岡山県医師会会長賞、２０１７年には第69回保健文化賞が授与された。いずれも、夜間診療輪番制をはじめ、在宅医療連携の推進、有事医師派遣制度など、地域医療の向上に貢献したことが受賞理由であった。正に、御津医師会の不断の努力と確固たる信念が認められたのである。

本書には御津医師会の約10年にわたる活動が記録されている。全国の医師会並びに医療関係者、介護関係者、関係行政機関の方々など、多くの方々が本書をお読みいただくなかで、各地域の実情に則した地域医療が推進されていくことを期待したい。

「『見放さないその命』御津医師会十年の挑戦」の出版に寄せて

自由民主党総務会長、元厚生労働大臣　加藤　勝信

『見放さないその命』御津医師会十年の挑戦」が出版されるに当たり、心からお祝いを申し上げます。

御津医師会は、昭和二十二年十一月に設立されて以来、七十年以上にわたり、地域住民の保健医療等の向上に大きな役割を果たして来られました。

本の中でも紹介されておりますが、多年にわたり、夜間診療輪番制、病診連携、限界集落の医療対応、在宅医療連携推進、有事の場合の医師派遣等からなる「見放さないその命『地域医療を守る』相互扶助プログラム」を作成・実施するとともに、行政、歯科医師会、薬剤師会等の団体、学校及び病院等との連携強化に取り組んでこられ、地域医療の推進に大きく貢献され、その業績は誠に顕著であったことから、昨年、保健文化賞を受賞されました。

この賞は、昭和二十五年に創設され、保健衛生や関連する福祉等の分野で、地域に密着した活動を地道に行うことにより、保健衛生の向上に寄与し、優れた業績をあげられた個人・団体に贈られる歴史と権威のある賞です。受賞を心からお祝い申し上げますとともに、その御功績に深く敬意と感謝の意を表します。

さて、我が国は、少子高齢化の進展や疾病の構造の変化などに伴い、社会の在り方が大きく変化しています。

いわゆる団塊の世代の方々が全員七十五歳以上となる二〇二五年に向けて、国民一人ひとりができる限り住み慣れた地域で安心して生活を継続することができる「地域包括ケアシステム」の深化・推進が急務となっています。

また、「人生百年時代」の到来を見据えて、「健康寿命の延伸」は、政府として取り組んでいる重要なテーマの一つであり、その実現のためには、受動喫煙対策、疾病予防策等の健康増進施策を更に推進していく必要があります。

受動喫煙対策については、二〇二〇年東京オリンピック・パラリンピック等を契機に、望まない受動喫煙のない社会の実現に向けて対策を徹底するため、私が厚生労働大臣として案を取りまとめ、健康増進法の改正を行ったところです。さらに、国民の皆様への疾病に対する正しい知識の普及啓発とともに、健康づくり、予防接種などの疾病予防策等を確実に実施していく必要があります。

これらの施策を、具体的に実施していくに当たっては、各々の地域において、地域の実情を踏まえたきめ細かな創意工夫が必要であり、また、地域における関係機関・団体等の御理解・御協力なしには到底できるものではありません。地域に根ざした活動をされている医師会が果たす役割には誠に大きなものがあり、引き続き、さらなる保健医療の向上への御貢献をお願いいたします。

末筆になりますが、御津医師会の今後ますますの御発展と、会員の皆様の御健勝と御活躍を祈念いたします。

刊行に寄せて

世界保健機関次期西太平洋地域事務局長内定　葛西　健

私は、この10月にマニラで行われた世界保健機関（ＷＨＯ）西太平洋地域事務局長選挙において、加藤前厚生労働省大臣や日本医師会長をはじめ日本医師会の強力なご支援により、次期地域事務局長に選出された。日本も所属する西太平洋地域は東は仏領ポリネシアから西は中国の内モンゴル自治区、北はモンゴルから南はニュージーランドまでの37の国と地域が所属する広大かつ多様な地域である。２０１９年１月の執行理事会での承認を得て２月から5年間、パンデミックが発生した場合の国境を超えた対策の陣頭指揮や各国の保健医療システムへの助言など、この地域に住む19億の人々の健康を守る任務に就く。

御津医師会の10年の活動の記録をまとめたこの記念誌は、まさにそのような職責に就く私にとって、とても貴重な参考書である。６ヶ月間の選挙期間中、各国を訪問し、そして様々なアドバイスを受けるなかで、健康づくりは地域からという原点に立ち戻ることの重要性を痛感した。それは、１９７８年にアルマータでプライマリヘルスケア（ＰＨＣ）という概念で提唱された理念でもあったが、社会が急速に経済発展するなかで、いつのまにか脇に追いやられてしまった。それから40年、その反省に立って世界中で新しいＰＨＣのモデル探しが進められているなか、本書には世界でも例を見ない事例が載っている。そして、〝何を（what）〟だけではなく、〝どうやって（how）〟そして〝なぜ（why）〟も書かれているこの記録には、自治会の巻き込みや、地域の医療連携などヒントが満ち溢れている。世界に類を見ない事例集だと言っても過言ではない。なお、事例集にはパンデミックの訓練も記録されている。２００９年に発生した新型インフルエンザウイルスは、通常の季節性インフルエンザより死亡率が低いという予想外の展開となったが、次に発生するパンデミックのインフルエンザウイルスの病原性が低いとは限らない。住民参加のパンデミックへの備えは、他の感染症や災害対策にも応用可能であり、是非様々な想定で演習を定期的に続けていただき世界のモデルとなっていただきたい。

それにしても、10年に渡ってこのような活動をしてきた地域医師会の先生方に深い敬意を禁じ得ない。私自身、岩手で研修医をしていた際、素晴らしい先生方と出会ったこともあり地域医療に生きるのも面白いかもしれないと考えた時期があったことを思い出した。この記録を読み進めるにしたがって、地域に根ざした医療人が組織する医師会の覚悟といったものを垣間見ることができる。一方で、対談の章まで読み進むと、それが決して片意地張ったものではなく、時にはユーモアを交えた懐の深さを感じさせられるものであることに驚かされる。もしかしたら、それこそが、この活動を10年間継続させた鍵なのかも知れない。つくづく、御津医師会がカバーする地域に住む住民は幸せだと思う。一方、地域住民に信頼されそして頼られる御津医師会も幸せだと思う。御津医師会と地域の人々の次の10年が楽しみである。

御津医師会の挑戦～壮大な社会実験

ＡＭＤＡグループ代表および第14代御津医師会長　菅波　茂

第69回保健文化賞を御津医師会がいただいたことを心からお礼を申し上げます。

私が第14代御津医師会長を拝命してから5代にわたる会長（菅波茂、難波晃、森脇和久、駒越春樹、大橋基）による10年かけての御津医師会の挑戦は壮大な社会実験ということができます。すなわち、古くて新しいコンセプトである「相互扶助」の医療現場への応用です。

医師会の組織は日本医師会―都道府県医師会―地区医師会の三段階に分かれています。日本医師会が厚生労働省と政策を検討し決定。都道府県医師会がその決定を調整して地区医師会に伝達。地区医師会が現場で実施。その内容には公益性と公共性があります。「公益性とは有ればみんなの役に立つ、公共性とは無ければみんなが困る」です。医師会員の収入は原則として、保険診療による報酬です。これは公益性です。保険収入ではなく、学校健診、住民健診、産業医、遺体検案、健康や疾病の啓蒙普及等々のボランティア的活動は公共性です。

原点に戻ります。何故に医師は医師なのか。国家から与信された医師免許を持っているからです。それでは、医師免許の使命は何か。「人の命を助けろ、救え、見放すな」です。医師のすべての活動はこの医師免許の使命にもとづいて行わなければならないと思います。

御津医師会の挑戦テーマは、見放さないその命「医療現場を守る」相互扶助プログラムです。具体的には次の10項目です。基本中の基本になるのが、1）有事の医師派遣制度。医師が絶対してはいけないことは、医師免許の使命を否定する、診療拒否です。医師会の主力である開業医は個人経営です。病気や事故にあった時に休診となります。間接的な診療拒否の状況です。この状況を医師会として解決する。具体的には、他の医師会員が診療を支援する。そのコンセプトは「相互扶助」です。世界で初めての制度とのこと。予想外の驚きでした。

その他の項目を紹介します。具体的な内容に関してはホームページを参照していただければ幸いです。2）緊急蘇生対応、3）夜間診療輪番制、4）病診連携、5）地域連携・社会教育、6）プライマリケア受け入れ、7）限界集落医療対応、8）認知症地域支援、9）生活困窮者無料・低額医療、10）在宅医療推進のプログラムです。

地区医師会の活動である公益性と公共性の両分野を支えるのが「相互扶助」である視点を明確にして、会員が協力し合うことが可能か否か、更に地域の保健・医療に関係する各種団体群との協力体制の構築が可能か否か、御津医師会の挑戦目標でした。10年間を要したこの壮大な社会実験は成功したと言えます。「御津医師会モデル」として国内外に普及すれば望外の喜びです。なぜなら、基礎となる相互扶助のコンセプトは世界の常識だからです。

人間関係にはフレンドシップ、スポンサーシップ、パートナーシップがあります。パートナーシップとは苦労を共にする対等な人間関係です。相互扶助というパートナーシップのもとにご協力をいただいた御津医師会会員、岡山医療センターをはじめとする病院群、各種保健・福祉団体群、連合町内会をはじめとする地域各種団体群の方々には、この紙面を借りて、心から感謝を申し上げます。

見放さないその命——目次

刊行に寄せて

第1部　「見放さないその命」御津医師会10年の挑戦

第1部

「見放さないその命」
御津医師会10年の挑戦

序　今のままの医師会でいいのだろうか？

介護保険制度が立ち上がり、医療制度改革が進み、医療のあり方が大きく変わってきた。それに伴い、国民の意識も変化してきた。地域で患者と向き合う医師たちは、日々患者たちと接する中で、老老介護の問題や、老夫婦の片方が亡くなって残された者が一人暮らしになっていくというシビアな現実などに直面し、医師として何もできないもどかしさを感じることもしばしばだった。

個々の医師では何もできないかもしれないが、医師会としてなら何かできるのではないか――御津医師会に所属し、岡山市北区横井上で難波医院を開業する難波晃医師も、そんなことを感じていたひとりだった。

同じ医師会の気の合う仲間に一人ずつ「どう思う？」と話してみたところ、皆同じような考えであった。やはり世代的に近い医師たちだった。そしてあるとき話がまとまり、「地域医師会で何かできることはないか、みんなで考えてみようじゃないか」ということになった。

しかし、肝心のその先頭に立って旗を振ろうという者がいなかった。そこで彼らが相談したのは、以前御津医師会副会長を務めていた菅波茂医師である。すると、菅波医師は、「私が二年間はトップをやろう。でも、こういうことは十年間やり続けないと形にはならないから、副会長を五人置いて二年ごとに替わり、十年間やったらひとつの形ができるだろう」と言った。

そうして難波医師、森脇医師、駒越医師、大橋医師らが集まり、二〇〇八年五月の医師会総会で菅波会長が無投票で選出、五人の医師が副会長に就任した。また、それまで理事の数は七人くらいだったが、菅波会長は「人のために自分の時間を使おうという人が多ければ多いほど医師会は健全だ」と、片っ端から声を掛けて、二十人近くが理事になった。

菅波会長が目指した御津医師会のあり方は、フレンドシップの医師会からパートナーシップの医師会への転換だ。具体的には「医療現場を守る」相互扶助プログラムとして、次の七つを掲げた。

①緊急蘇生対応プログラム
②夜間診療輪番制プログラム
③病診連携プログラム
④地域連携・社会教育プログラム
⑤プライマリケア研修医受け入れプログラム
⑥限界集落医療対応プログラム
⑦有事医師派遣プログラム

この七つのプログラムに、後に次の三つのプログラムが追加され、十のプログラムになった。

①認知症地域支援プログラム
②生活困窮者無料・低額医療プログラム
③在宅医療推進プログラム

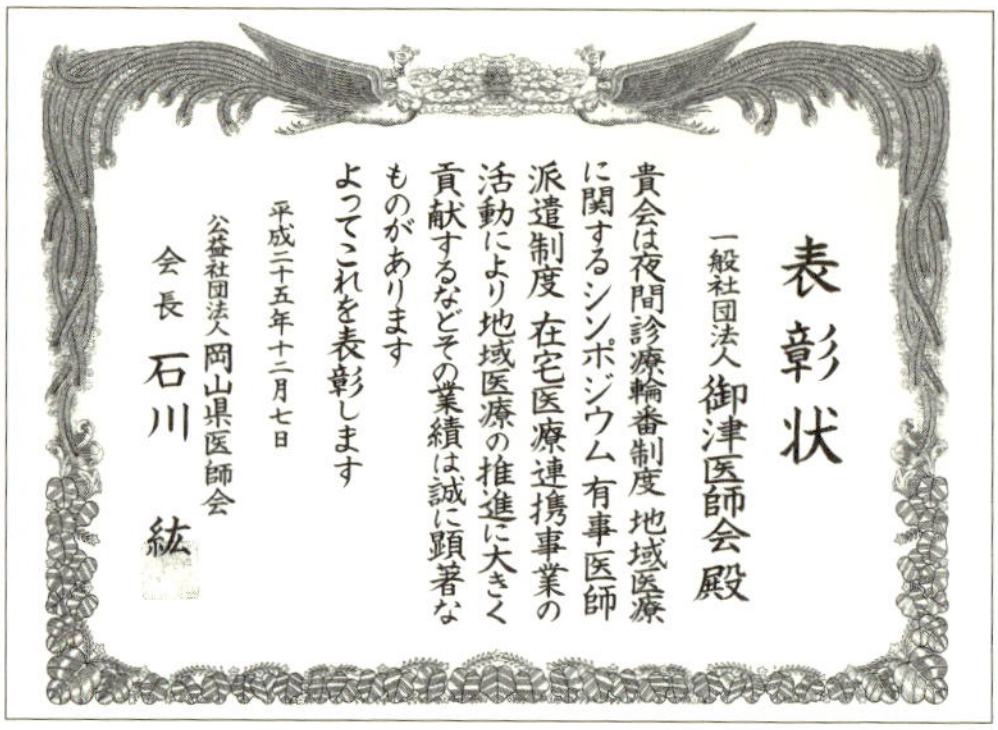
表彰状

一般社団法人 御津医師会 殿

貴会は夜間診療輪番制度 地域医療に関するシンポジウム 有事医師派遣制度 在宅医療連携事業の活動により地域医療の推進に大きく貢献するなどその業績は誠に顕著なものがあります

よってこれを表彰します

平成二十五年十二月七日

公益社団法人 岡山県医師会

会長 石川 紘

岡山県医師会表彰状

こうした御津医師会の取り組みが評価され、二〇一三年十二月七日、第1回岡山県医師会会長賞を受賞した。「地域医療の推進等の為に県医師会会員等が行う模範的な活動を検証することにより、地域医療の活性化を図ることを目的として功績が顕著な団体を表彰する」を趣旨として設立された賞である。

当時の医師会長である石川紘先生より表彰された。受賞理由として、①在宅医療連携事業、②有事医師派遣制度、③地域医療に関するシンポジウム、④夜間診療輪番制度……等の複合的な事業を展開し、地域に密着してきたことが挙げられた。

さらに、二〇一七年に第六十九回保健文化賞が授与された。受賞理由は「夜間診療輪番制、病診連携、限界集落の医療対応、在宅医療連携推進、有事の場合の医師派遣等から成る地域医療を守る相互扶助プログラムを作成、実施した。また、行政、歯科医師会、薬剤師会等の団体、学校及び病院等との連携強化を図り、地域医療の推進に貢献している」というものである。

本書は御津医師会十年の歩みの記録であるとともに、高齢社会から多死社会への岐路に立つ現代日本の医療のあり方を問いかけるものである。全国の医師会並びに医療関係者、介護関係者、関

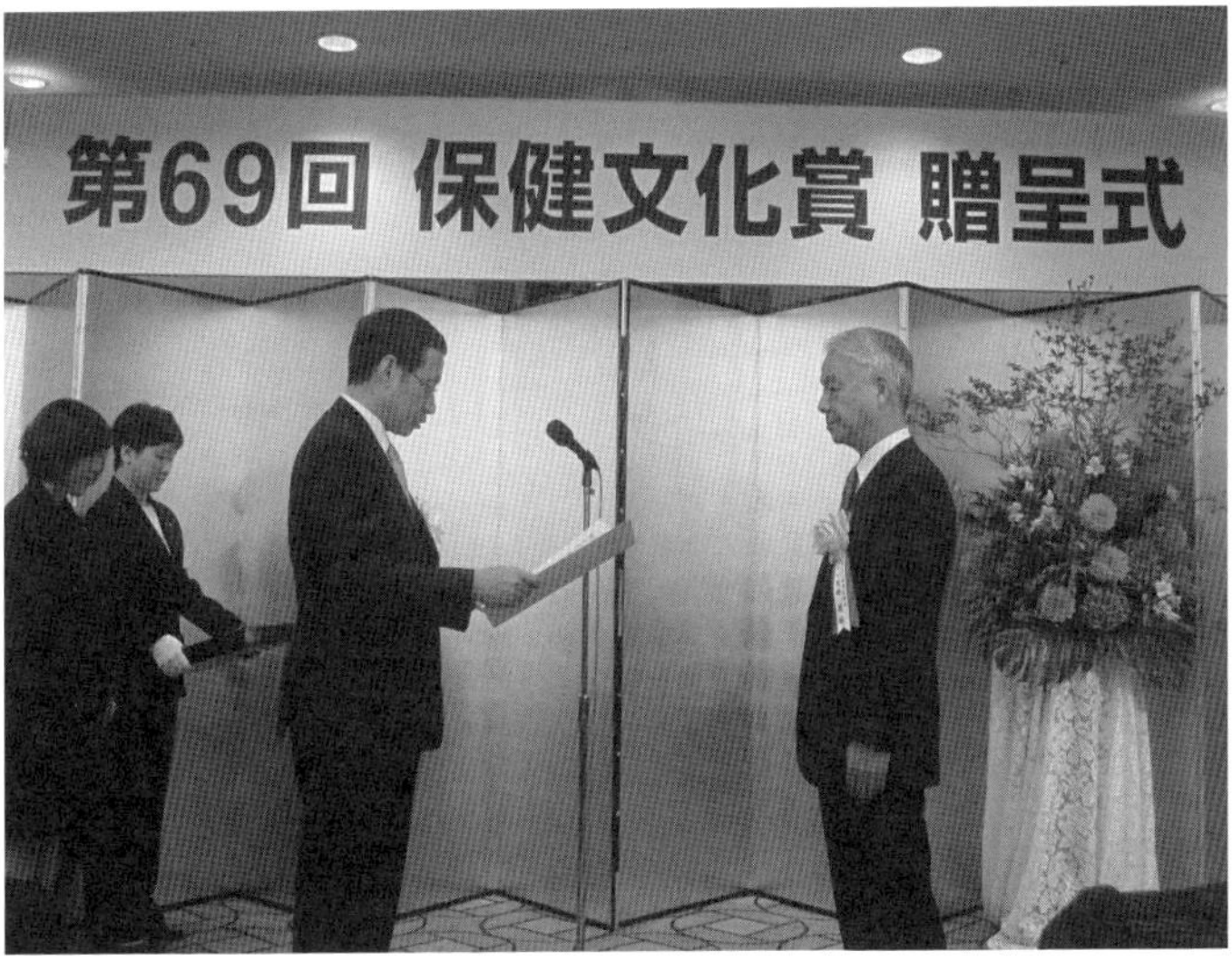
第69回 保健文化賞 贈呈式
保健文化賞の贈呈式

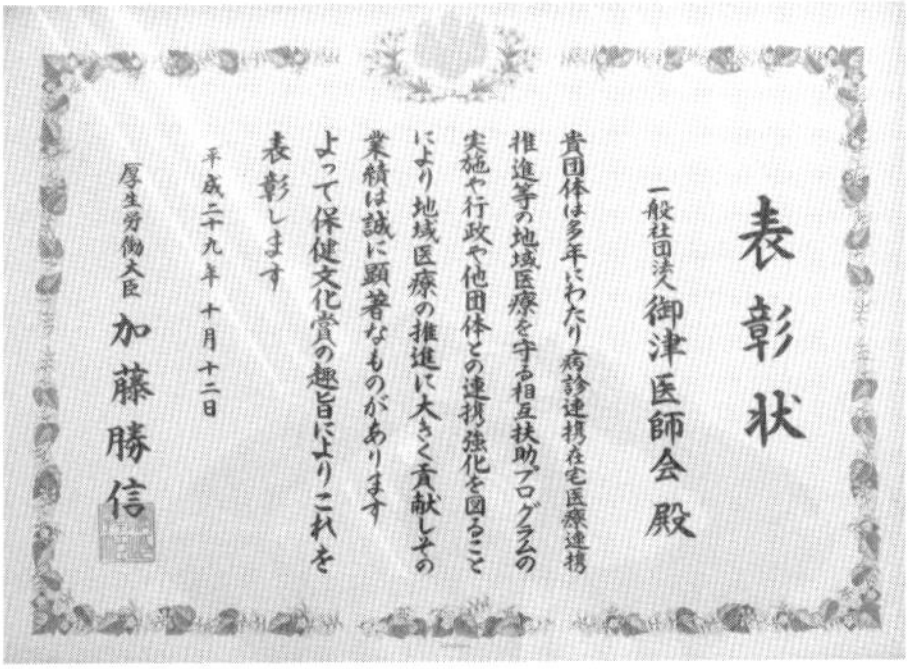
表彰状
一般社団法人御津医師会 殿
貴団体は多年にわたり病診連携在宅医療連携
推進等の地域医療を守る相互扶助プログラムの
実施や行政や他団体との連携強化を図ること
により地域医療の推進に大きく貢献しその
業績は誠に顕著なものがあります
よって保健文化賞の趣旨によりこれを
表彰します
平成二十九年十月十二日
厚生労働大臣 加藤勝信
保健文化賞表彰状

係行政機関の方々に読まれることを期待する。

第1章　夜間診療輪番制プログラムの始動

御津医師会とは

岡山市には現在、岡山市医師会と、周辺の御津医師会、西大寺医師会、都窪医師会、赤磐医師会、北児島医師会の五つの医師会が存在するが、それは町村合併の複雑な歴史を反映したものである。そのうち、御津医師会は、戦後の一九四七年十一月一日、新生御津郡医師会として設立された。

その後、岡山市に編入された牧石村、大野村、今村、芳田村、白石村の各地区の会員は岡山市医師会に移り、残された御津郡医師会は旧一宮町、津高町、御津町、建部町、加茂川町の会員で構成された。当時会員は十数人から二十数人ほどの小世帯で推移した。

一九七一年、旧一宮町、津高町が岡山市に合併し、御津郡医師会から郡の字を除いて御津医師会となった。また、二〇〇四年には加茂川町が上房郡賀陽町と合併して加賀郡吉備中央町となり、さらに二〇〇九年四月に岡山市が政令指定都市になるのに伴い、残りの地域は同市北区に属することになった。そして、二〇一五年四月には、吉備医師会に属していた岡山市域の足守・高松地区の医師たちが合流し、今日に至っている。

地図に見るように、御津医師会のエリアは岡山市の約半分と吉備中央町の半分を占めるが、人口は岡山市全体（七十二万人）の一割強にあたる八万五千人ほどを占めるに過ぎない。しかし、岡山県内では、岡山市医師会、倉敷医師会、津山医師会に次ぐ規模である。

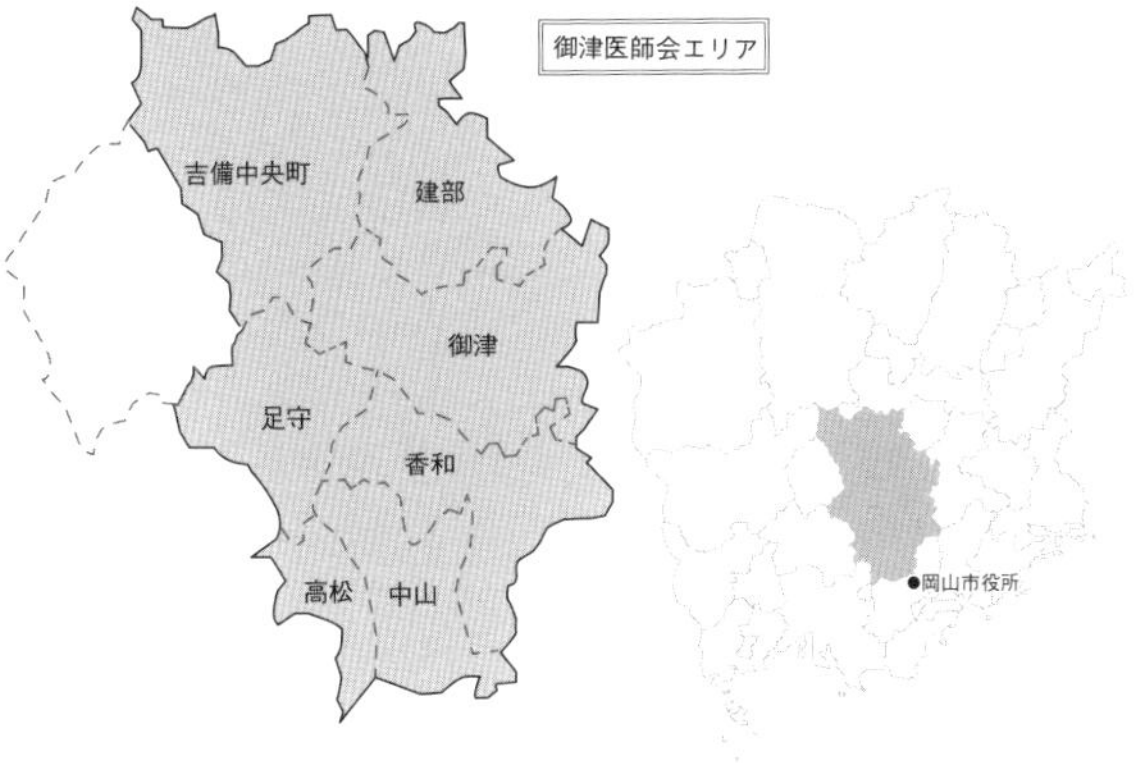

夜間診療輪番制の始まり

二〇〇八年に菅波新体制がスタートすると、その年の十月から「夜間診療輪番制」が始まった。

きっかけは二つある。

一つは、二〇〇五年に始まった兵庫県丹波地域の病院群の「医療崩壊」に起因する兵庫県立柏原病院小児科の存続の危機であった。そのとき起こった「県立柏原病院の小児科を守る会」の住民運動の結果、病院では一次救急患者が減り、一次救急から二次救急へシフトすることができた。また、外来診療の初診紹介制の導入により、入院診療中心にシフトできたことによって、周産期医療も継続できたのである。当時、このニュースは御津医師会の医師たちの間でも話題となった。

二つ目は、御津医師会の地域にある総合病院との関係である。御津医師会の地域には国立病院機構岡山医療センターがあり、また周辺には岡山中央病院、岡山済生会総合病院もあり、救急を受け入れる医療機関が充実している。しかし、そこにはごく軽症の患者から緊急を要する重症な患者まで大勢の患者が訪れる。一次救急の一端を担う御津医師会の診療所では、重症で入院が必要な患者や、専門性が高い疾病の患者の診断や治療を病院に依頼することになるが、その受け入れ先の病院が軽症患者の診療に追われていたり、ベッドが満床で物理的に受け入れられない状況では、本当に高度な医療を必要としている患者の行き場がなくなってしまう。地域医療の崩壊が危惧される事態である。

それに対応して、御津医師会の診療所では、大規模病院に集中しがちな夜間の時間帯に比較的軽症な外来患者の受け皿を整えることで、負担の分散化を担うことにした。

その後、市内の大病院では、夜間救急診療の負担を減らすため、軽症者や緊急性の低い疾病の場合の負担金（選定療養費）の徴収を始めた。それを最初に取り入れたのが、岡山市内では岡山赤十字病院であり、その結果、岡山赤十字病院では夜間の患者が減った。それからしばらくして、岡山医療センターも夜間診療に負担金を課すことにした。

輪番で夜間診療　大病院の負担分散化

岡山・御津医師会が11月からプロジェクト

（山陽新聞　二〇〇八年十月三十日）

岡山市一宮、津高地区と旧御津郡内の医師で構成する御津医師会（47機関89人）は11

月から、輪番制で夜間診療に対応する制度を柱とした「地域の医療現場を守るプロジェクト」を始める。大規模病院に集中しがちな時間外患者の受け皿を整えることで、負担の分散化を狙う。

地元町内会と連携し、適切な受診行動を促す講座なども展開。同医師会は「地区の医師会と地元組織の連携は全国的にも珍しいのでは」としている。

輪番制は、同医師会の11診療所が担当。平日午後６時半―10時に、一宮地区と津高・御津地区でそれぞれの当番が患者を受け入れる。専用の携帯電話に連絡すれば、当番医につながる仕組み。

岡山赤十字病院が12月から導入する、夜間や休日に受診した軽症患者からの特別料金（三二五〇円）徴収制度にも対応。同医師会の当番医を受診した患者に対し、必要に応じて紹介状を出す。同病院に紹介状を持参すれば特別料金が加算されず、患者の負担軽減にもつながる。「総合病院が重症者に専念できる環境をつくりだす一助になれば」と駒越春樹副会長。

プロジェクトの「社会教育」プログラムでは、岡山市一宮地区、津高地区の２連合町内会と協力。各町内会の回覧板で輪番制を周知するほか、乳幼児の保護者らを対象にした医療ミニ講座で症状に合わせた医療機関の選び方をアドバイスするなど、適切な受診につながる啓発に努める。30日、同医師会と両連合町内会が協定を結ぶ。

医師が病気やけがなどで休診せざるを得ない場合、別の医師を派遣するプログラムも実施。外来診療で緊急蘇生《そせい》が必要な事態が発生した時に近隣の医師が駆け付ける制度は、年内にも始める。
菅波茂会長は「医師同士だけでなく、地域住民とも信頼関係を築き、崩壊が懸念される地域医療を守る。今回の取り組みがモデルケースとなり、全国に波及することを期待したい」としている。

夜間診療輪番制は、専用の携帯電話番号に連絡すると、当番医につながる仕組みである。この制度は開業医の有志によって運営し、月曜日から金曜日の午後六時から九時半まで電話で受け付け、午後六時半から午後十時まで、一宮地区と津高・御津地区でそれぞれ一医療機関が診療に当たった。この輪番制には、最初十一診療所が参加し、現在は十九診療所が輪番に参加している。

しかし、現在はほとんど電話対応だけで済む状況になっている。かかりつけ医がずっと電話で受け付けてくれるところもあり、夜十時まで診療している診療所もある。また、近年は、救急医療施設の充実により、直接岡山医療センターに行っても、たいていは受け付けてもらえるようになった。しかし、町内会長からは夜間診療輪番制があることが地域の安心につながるという声が強く、この制度は今も続いている。

御津医師会夜間診療輪番制のご紹介

夕方になって体の具合が悪くなったときや、あるいは仕事から帰ってみると子どもさんが熱をだしていたとき、いつものかかりつけの診療所の診察時間は過ぎていて、困られることがあるかと思います。こんなときまず下記の連絡先までお電話ください。御津医師会の医師（主に内科、小児科）が、相談に乗り診察治療いたします。また必要な場合には、病院に紹介します。お気軽にお電話ください。

080―3886―3762

受付時間　**月曜から金曜　午後6時から午後9時30分**
お盆（8月13日～8月15日）は休みます。
土曜・日曜、祝日、年末年始は当番医をご利用ください。

救急診療に一次、二次、三次があることをご存じでしょうか。外来で対応できる救急、入院治療が必要な救急、より高度な治療が必要な救急とわけられます。医療機関も、主に外来診療をする診療所、入院設備を持つ病院、高度医療に対応できる大学病院や総合病院のように、それぞれの機能があります。それぞれの持ち味を活かせる利用の仕方があるのではないでしょうか。

二次・三次救急を担当する病院に、多数の軽症の患者さんが一度に訪れると、あなたが重症な状態で病院を紹介され訪れても、なかなか診てもらえないというような事態になるかもしれません。風邪や腹痛など初期の救急診療は、身近な診療所で行うことで、私

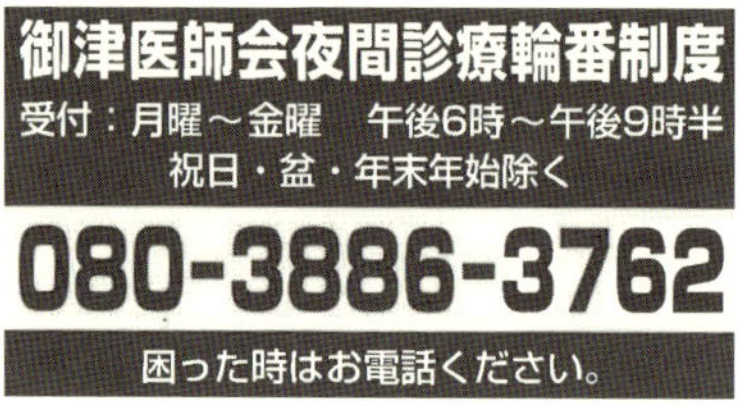
御津医師会夜間診療輪番制度
受付：月曜～金曜　午後6時～午後9時半
祝日・盆・年末年始除く
080-3886-3762
困った時はお電話ください。

夜間診療輪番制のステッカー

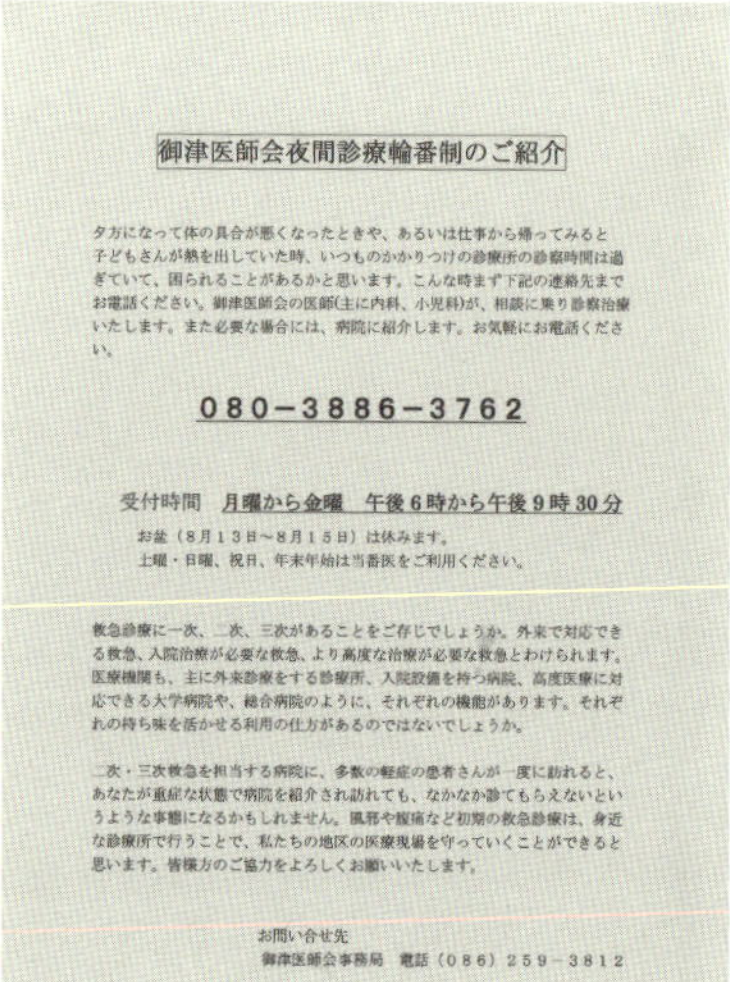

御津医師会夜間診療輪番制のご紹介

夕方になって体の具合が悪くなったときや、あるいは仕事から帰ってみると子どもさんが熱を出していた時、いつものかかりつけの診療所の診療時間は過ぎていて、困られることがあるかと思います。こんな時まず下記の連絡先までお電話ください。御津医師会の医師(主に内科、小児科)が、相談に乗り診療治療いたします。また必要な場合には、病院に紹介します。お気軽にお電話ください。

080－3886－3762

受付時間　月曜から金曜　午後6時から午後9時30分

お盆（8月13日～8月15日）は休みます。
土曜・日曜、祝日、年末年始は当番医をご利用ください。

救急診療に一次、二次、三次があることをご存じでしょうか。外来で対応できる救急、入院治療が必要な救急、より高度な治療が必要な救急とわけられます。医療機関も、主に外来診療をする診療所、入院設備を持つ病院、高度医療に対応できる大学病院や、総合病院のように、それぞれの機能があります。それぞれの持ち味を活かせる利用の仕方があるのではないでしょうか。

二次・三次救急を担当する病院に、多数の軽症の患者さんが一度に訪れると、あなたが重症な状態で病院を紹介され訪れても、なかなか診てもらえないというような事態になるかもしれません。風邪や腹痛など初期の救急診療は、身近な診療所で行うことで、私たちの地区の医療現場を守っていくことができると思います。皆様方のご協力をよろしくお願いいたします。

お問い合せ先
御津医師会事務局　電話（086）259－3812

夜間診療輪番制のチラシ

たちの地区の医療現場を守っていくことができると思います。皆様方のご協力をよろしくお願いいたします。

町内会との連携の必要性

御津医師会としては、夜間診療輪番制を実施するに当たり、一宮地区と津高地区の連合町内会との関係構築が大切であると考えた。地域に夜間診療輪番制を根づかせるには、地元町内会と連携し、適切な受診行動を促すことが欠かせないからだ。

地方自治法第二六〇条に基づき地縁による団体として認可される町内会の会則には、その目的として「会員相互の親睦を図るとともに、住みよい地域づくりと住民の福祉の向上を図ること」を謳っている。また、「会長をはじめとする役員は総会において選出する」ことを定めている。

住民にとって、医療は生活の一部分であってすべてではない。一方、医療の専門家は生活の専門家ではない。また、地域住民の生活は多数の業種で成り立っている。では、御津医師会の連携すべきパートナーは地域社会のどの組織なのか？

結論は町内会であった。地域社会は町内会だけでなく、婦人会、子ども会、老人クラブ、愛育委員会*等々の各種の団体によって支えられている。にもかかわらず、なぜ町内会なのかといえば、それは正統性の問題である。正統性は選挙にある。地域社会を支える各種団体の中で、町内会長をはじめとする町内会役員だけが、地域社会の住民から選挙で選ばれる唯一の団体である。

＊愛育委員会：一九三六年、恩賜財団母子愛育会が、わが国の乳児死亡率が欧米に比べて著しく高いことや、流早産が多いことに着目して、町村民の総意による地域づくりの一環として、愛育村事業を始めた。岡山県においては、戦後、一九五〇年、河内村（現落合町）、湯原町に最初の愛育委員会が誕生した。その後、かつて厚生省公衆衛生局長であった故三木知事の政策として、「公衆衛生行政は、行政と住民とが一体的に推進してはじめて効果があがるものだ」との信念から、地域組織活動が全県下に広げられ、一九五五年に岡山県愛育委員連合会が誕生した。岡山市では、一九六五年に婦人会から独立して岡山市愛育委員研究協議会が結成され、一九七一年に岡山市愛育委員協議会へ改称され現在に至っている。乳幼児福祉をサポートする組織だ。

御津医師会と町内会との協定（夜間診療輪番制推進協力協定）

御津医師会は夜間診療輪番制度の実施において、連合町内会をパートナーとしてきた。また、後述する新型インフルエンザ対策でも、町内会をパートナーとして連携した。町内会は、町内の住民の生活に関する相互扶助組織である。医師会の社会的責務は地域住民の命を守ることである。したがって、夜間診療輪番制の実施には、この二つの組織の協力・信頼関係の醸成がぜひとも必要だったのである。

二〇〇八年十月三十日、北区にあるリーセントカルチャーホテルで、一宮・津高地区連合町内会と御津医師会の間で、「夜間診療輪番制プログラム」に関する相互協力の調印式を行った。

この協定の主な内容は、①夜間診療輪番制の広報、②地域住民に受診行動に必要な知識の共有の場の設定、③モニタリング等である。

プロジェクトのひとつである「社会教育」プログラムによって、岡山市一宮地区、津高地区の各町内会の回覧板で輪番制を周知するほか、愛育委員会での講演などに積極的に取り組むこと、また乳幼児の保護者らを対象にした医療講座で、症状に合った医療機関の選び方をアドバイスするなど、適切な受診行動につながる啓発に努めることも計画した。

地区医師会と地区連合町内会の協力体制は全国的にも珍しい。この新機軸を最大限に活用することによって、地域住民に医療に関する安心感を提供したい――これが御津医師会の願いである。地域にはいろいろな組織、団体が存在するが、それらを同じテーブルに載せ、プラットホームづくりに最も力を発揮できる組織は地区医師会であると、御津医師会は考える。一方、地域住民の生活全般をとりまとめるのが町内会である。

この協定により、地域住民の生活を守る町内会と地域住民の命を守る医師会との連携が、強い信頼関係、すなわち苦しくなったときでも逃げ出さない関係へと発展することができた。

当時、菅波茂会長は「医師同士だけでなく、地域住民とも信頼関係を築き、崩壊が懸念される地域医療を守る。今回の取り組みがモデルケースとなり、全国に波及することを期待したい」と新聞社のインタビューに答えている。

菅波医師は、

「地域の人が『地域住民の健康推進、疾病予防のために、御津医師会はお金にならないことをやっている』と医師会を判断してくれる。町内会長さんからは『夜間診療輪番制があるから、皆が安心していられるので続けてほしい』と言われる。それで、医師会は持ち出しで、今もこれを続けている。私たちには、何のために自分たちは開業医であるのか、何のために医師会に所属しているのかという『使命感』があり、その使命感は、地域の住民の健康を守る責任でもある。地域がそういう気持ちを持つようになると、関連する福祉や介護の団体も、医師会に対して敬意を払ってくれるようになる。そうすると、地域一体となって、いろんなことができるようになる。」と述べている。

また、森脇医師は、

「病院の医者は逃げられるかもしれませんけれど、われわれは地域で開業しているので、逃げられません。その逃げられない者が責任を持ってやるというのがいちばん大事なんでしょうね。」と、夜間診療輪番制の意義を語っている。

町内会長との対話――モニタリング会議

二〇一八年、御津医師会夜間診療輪番制は、十年目を迎えた。

二〇〇八年十月の津高一宮地区住民を代表する町内会長との夜間診療輪番制推進協力協定では、この制度に対する地域の意見を聴くための「モニタリング会議」を定期的に開催することが決められた。

モニタリング会議では、夜間診療輪番制だけではなく、各種シンポジウムや強毒性インフルエンザ流行時の発熱外来設置訓練についての検討も行った。この会議のおかげで、地域住民の代表である各町内会長との信頼関係はよりいっそう深まった。

　当初、年二回開かれていたモニタリング会議も、最近では年一回の開催になっているが、各町内会長からは、「夜間診療輪番制はよい制度なので続けていってもらいたい。今は利用者が少ないが、セーフティーネットの一つになっている」と好意的に受け止められている。また、医師会の側からは、利用状況をお知らせし、今後利用者を増やすにはどうしたらいいか、地域の問題点は何なのかなど、お互い率直に地域の情報交換を行う場にもなっている。

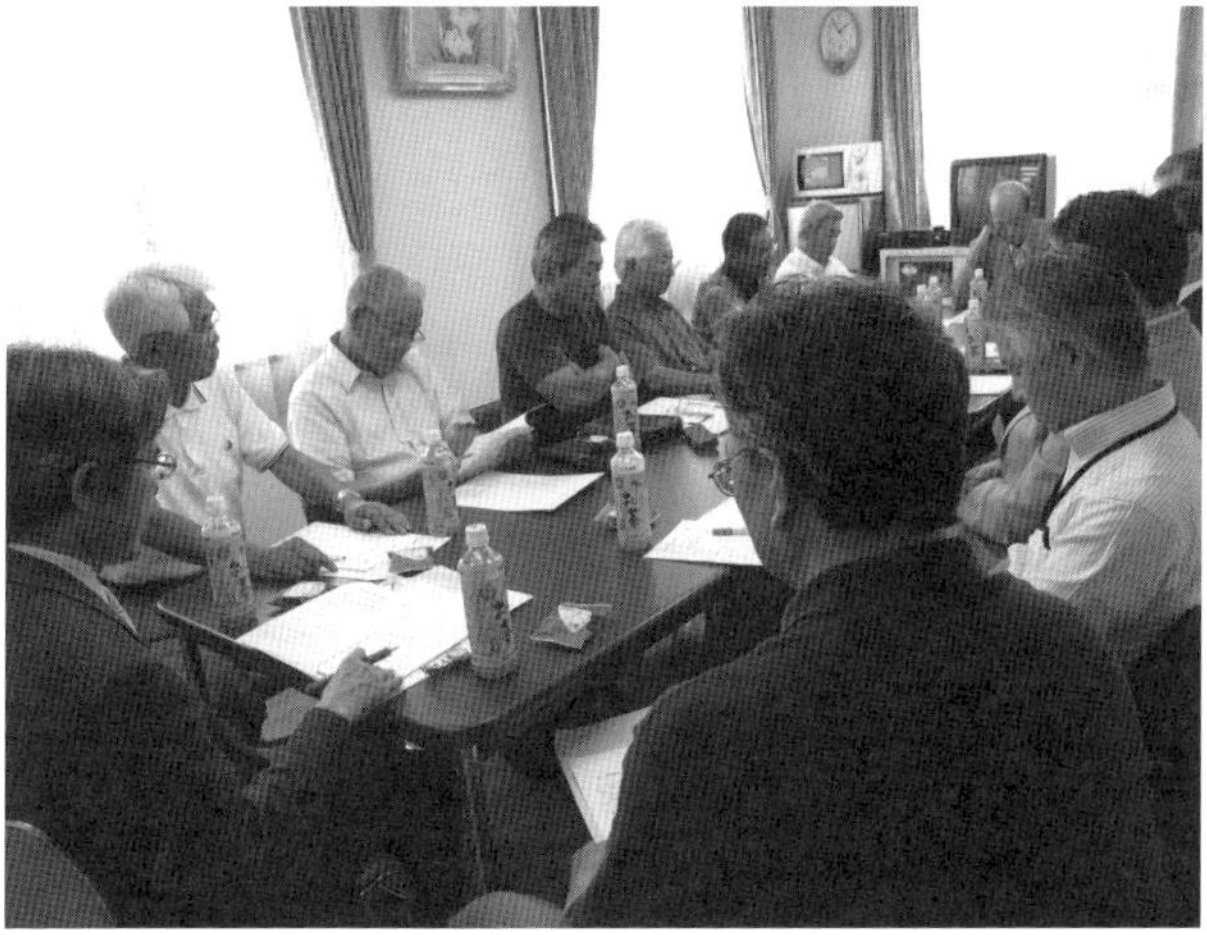
輪番制モニタリング会議

　久世英一・平津連合町内会長は、

「要するに、地元の御津医師会の医院にかかっていて、大きい病気のときに手術が必要となれば、大きな病院を紹介してもらい、それが済んで帰って来れば、地域の先生がまた面倒を見てくれるというシステムができ上がっている。このことを私はいろんな場所で話します。『うちの御津医師会ぐらいしっかりしたところはないぞ。あんたらもみんなで話をして、医師会と協働してつくったらどうなんだ』と言っている。」

と述べている。

また、大橋医師も、

「ありとあらゆる行政から降りてきている問題を、町内会長さんにポンと投げる。すると、なんだかんだと言いながらも、これは愛育委員さんにふって、こっちは民生委員さんにふればいいとか、これは町内で話し合った方がいいと、そういうことを全部やっていただける組織が町内会。医師会も、行政やいろいろなところから、医療に関していろいろなことが降りてくるが、それをなんとか処理している組織なので、そういう面では町内会とよく似ていて、なくては困る組織ということ。

その両者がこのように話ができるようになったということは、いろいろなことがすごくうまく進んだ一つの要因ではないかと思っている。」

と述べている。

夜間診療輪番制を通して、御津医師会と地域住民の信頼関係は格段に強化された。

第２章　新型インフルエンザ対応訓練で町内会と連携

二〇〇九年の新型インフルエンザの流行

新型インフルエンザは、インフルエンザウイルスのうち、ヒト‐ヒト間の伝染能力を新たに有するようになったウイルスを病原体とするインフルエンザ感染症である。過去の新型ウイルスは、すべて鳥インフルエンザウイルスに由来し、一九一八年のスペインかぜ（数千万人が死亡）も鳥インフルエンザの変異だとされる。

二十一世紀に入ると、二〇〇八年までに鳥インフルエンザウイルスは人間には感染しにくいが変異しやすいため、再びスペインかぜのようなパンデミックを引き起こしかねないとされるようになった。

二〇〇九年春頃から二〇一〇年三月にかけ、豚由来インフルエンザであるA(H1N1)pdm09型インフルエンザウイルスの人への感染が世界的に流行した。ＷＨＯの発表によると、二〇〇九年八月二十九日までの全世界の死者は二千百八十五人だった。発生源は豚の間で流行していた豚インフルエンザウイルスとされ、これが農場などで豚から人に直接感染し、それから新型ウイルスとして人の間で広まったとされている。

この流行が大きな問題になったのは、流行初期にメキシコにおける感染死亡率が非常に高いと報道されたからであるが、実際には重症急性呼吸器症候群（ＳＡＲＳ）のような高い死亡率は示していない。当時の日本では、感染症予防法第六条第七項の「新型インフルエンザ等感染症」の一つに該当すると見なされ、感染者は強制入院の対象となったが、二〇〇九年六月十九日に厚生労働省が方針を変更してから、季節性インフルエンザとほぼ同様の扱いとなった。

二〇〇九年四月二十六日、当時の麻生太郎首相が検疫体制の強化や邦人への情報提供などを指示し、厚生労働省や自治体に電話相談窓口が開設された。翌二十七日には、厚生労働省が感染の疑いのある帰国者・入国者を留め置く「停留」のための医療施設を成田周辺で約五百室確保した。また二十八日からは、メキシコ、アメリカ、カナダから成田、中部、関西、福岡の四空港に到着した国際便について、降機前に乗客に機内で「機内検疫」の実施を始め、二十九日からは横浜、神戸、関門の各港で「臨船検疫」も開始され、乗員乗客への検疫体制が強化された。さらに、三十日から、品種改良の目的で輸入された生きた豚の全頭検査も開始された。

国内各地では、保健所での「発熱相談センター」や医療機関での「発熱外来」が順次設けられることになった。四月三十日、政府は「新型インフルエンザ対策本部」を設置し「基本的対処方針」を決定した。また、五月十七日、兵庫県が緊急事態宣言を発表した。

「新型インフルエンザ講演会」から「新型インフルエンザ対応訓練」へ

このような状況を受け、御津医師会では二〇〇九年三月五日、岡山大学大学院医歯薬学総合研

究科の土居弘幸教授を講師に招き、「新型インフルエンザ講演会」を開催した。土居教授は講演の中で、

「強毒性の場合は、診療所が各自で診察すると、先生方が死んでしまう。先生方が死んだら、あとで『あの先生はよかった』と言われるかもしれないが、その地域には医者がいなくなってしまう」

と述べ、会員らに大きなショックを与えた。

それを受け、御津医師会として何かできないか検討した結果、ドライブスルー型の診療所を設置しようという案が提起された。患者は建物の中で診察を受けるのではなく、車に乗ったままそこで検査して待機していただき、薬を受け取って帰るという方法である。

もし、強毒性のインフルエンザが流行して患者が医院に来たら、医療者側だけでなく、そこに居合わせたほかの患者が感染して死亡する可能性も出てくることになるので、そうなったら医院は閉める。その場合は当然、学校も休みになるので、その地域の人にも協力してもらい、学校を仮設診療所として診断と投薬をする設定で訓練をすることになった。また、流行に備えて防護服も千着購入した。

翌二〇一〇年五月十六日に、「強毒性インフルエンザ流行時における御津医師会発熱外来」の設置訓練を、平津小学校で実施した。訓練は、「強毒性インフルエンザが流行し、多数の患者が受診、重症者は救急車で搬送、往診にも対処する」という設定である。

当日は天候にも恵まれ、初夏というには暑いくらいの日差しが照りつける中、地元町内会の住民をはじめ、約九十名の人々が参加した。

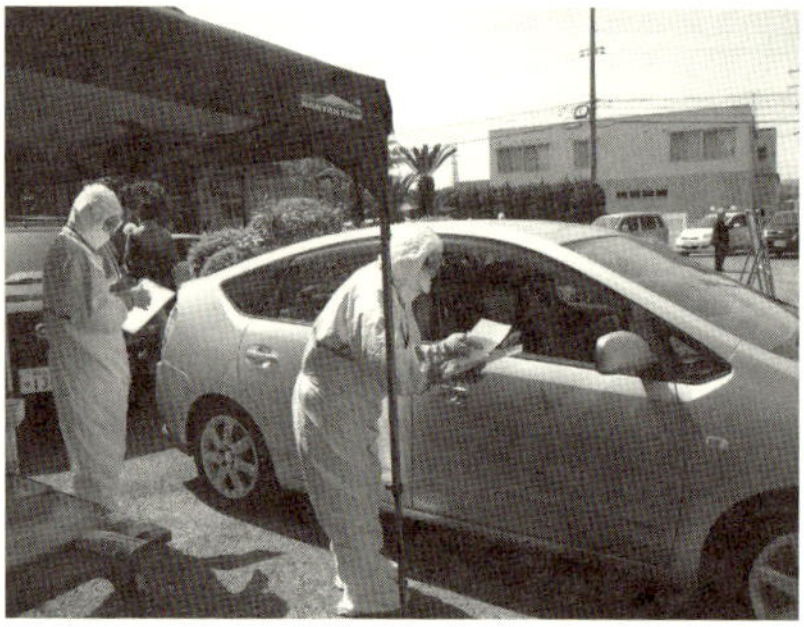
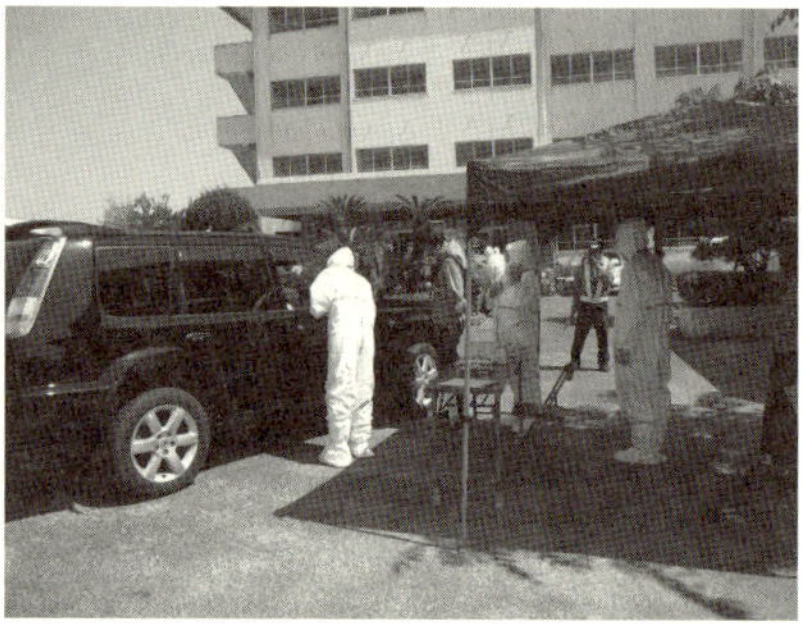
インフルエンザ訓練

平津小学校の正門前と校庭では、受診者は車に乗ったまま診察を受ける「ドライブスルー型の発熱外来」が設営され、受付（医師一名、事務一名）、診察（医師二名、看護師二名）、本部（医師二名）、投薬・会計（医師一名、事務一名）の順に移動し、その間の車の誘導を町内会から四名が協力し、全員防護服を着用して汗だくになりながらの実施となった。

訓練は午後二時に開始、約四十分間で計三十三人（車三十三台）の受診者を診察、三人を救急搬送し、午後三時に一時間の訓練を無事終えることができた。

この訓練の第一の収穫は、御津医師会が地元町内会と「強毒性インフルエンザの流行」について同じ危機意識をもち、ともに訓練し、お互いの信頼関係が築けたことである。地元町内会の住民からは、テント張り、車の誘導、会場の準備・整理等、多大な協力を得ることができた。また、会場となった小学校と交渉をしてくれたのも町内会であり、当日は日曜日であるにもかかわらず、平津小学校の校長、教頭にも参加していただいた。

「その時にとても助かったのは、地域の方々の力です。テントを張るのにも、どう張っていいかわからないし、そもそもわれわれはテントを持っていませんから。それを地域の会長さんに話したら、『そんなことはすぐにできるわ』と言って、三つくらいテントを作ってくれました。われわれは実際に防護服を着て各ポイントで任務をこなし、患者さんの誘導は地域の会長さんたちが誘導灯を持ってやってくれました。」

と語るのは、当時副会長として訓練を担当した森脇医師だ。

また、菅波医師も次のように述べ、医師会と町内会の連携の必要性を強調する。

「この訓練を平津小学校でやったのですが、患者を隔離するための部屋はないので、やって来たそれぞれの自動車がその隔離スペースになりました。その際のポイントは、たくさんの患者さんが来たとき、誰が誘導してやるかということで、それは医師会だけでは対処できないので、連合町内会に出てきてもらったのです。罹患した人が車でやって来たら、医者も町内会の人も防護服を着て対応することにしました。そして、医者は診療し、町内会の人には罹患した人を誘導する役目を果たしていただきました。地域住民に指示して誘導する力は医師会にはありませんから、『連合町内会の方でお願いします』ということにしたのです。こういう訓練をシュミレーションして地元の町内会と組んでやったのは、全国でもうちだけでしょうね。」

実際、この訓練は、御津医師会が各町内会を通して地域住民と連携していく大きな契機となった。森脇医師は次のように語る。

「町内会長さんと親しくなると、その地域の愛育委員とか民生委員さんなども紹介してくれるので、地域に溶け込むということに関しては、非常にやりやすくなりましたね。」

一方で、問題点もたくさん見つかり、この訓練をさらに検証し、いざというときのために備えるための教訓を得た。

強毒性インフル想定し訓練／岡山、乗車のまま診察

（四国新聞、二〇一〇年五月十六日）

強毒性の新型インフルエンザ流行を想定した「発熱外来」の訓練を、岡山市の御津医師会が16日、実施した。感染拡大を防ぐため、患者役が車に乗ったまま受診するドライブスルー方式で、地域の住民ら約50人が参加した。

訓練は小学校の敷地を利用。患者役の住民が乗った車が到着すると、白い防護服を着た医師らが窓越しに診察にあたり、簡単な問診や治療薬の処方をした。「救急車お願いします」「子どもがひきつけを起こしています」などの声が飛び交い、参加者は「現実的な訓練で分かりやすかった」との感想を話した。

同医師会の森脇和久副会長は「1台につき1分間と見込んでいたが、もっとかかることが分かった」と収穫を語るとともに「新型インフルエンザの流行から1年たったが、いつまた強毒なものに変異するか分からない」と警戒を呼び掛けた。

強毒性インフルエンザ（H5N1）のパンデミックに備えて

二〇〇九年の新型インフルエンザはH1N1であったが、強毒性のH5N1は主に野鳥の間で伝染

する。H5N1を含むA型インフルエンザウイルスのいくつかの亜型（H7N7など）は鳥インフルエンザを引き起こす。鳥インフルエンザは症状の程度により、高病原性鳥インフルエンザ（HPAI）と、低病原性鳥インフルエンザ（LPAI）に分けられる。宿主である野生の水鳥がHPAI株に感染した場合でも発症することはないが、家禽に感染した場合は患畜の多くが死ぬ。

一九九七年、人に感染することはないとされていたH5N1型の鳥インフルエンザが、香港で人に感染した。このウイルスに十八名が感染し、うち六名が死亡した。現在、HPAIを引き起こすアジア株に感染した場合の人の死亡率は約六〇パーセントである。感染者は、ほぼすべてのケースにおいて鳥と物理的接触をしたことが確認されている。人同士の間で伝染、もしくは人に空気感染するという証拠は発見されていない。

多くのインフルエンザウイルスは増殖の過程で突然変異しやすいものであり、H5N1も例外ではない。さらに、このウイルスは同じ鳥インフルエンザウイルスであるH9N2と比べても世界規模で広範に家禽に流行しており、ウイルスの個体数から考えてもヒト感染型の変異体の発生の可能性はきわめて高いと考えられている。

また、突然変異でなくとも人間に感染したウイルスが体内でヒトインフルエンザウイルスと遺伝子再集合をした場合、高病原性を保持したまま人間同士での感染力の高いウイルスが生まれる可能性もある。

二〇〇五年九月、鳥インフルエンザのアウトブレイクにより五百万から一億五千万の死者が出る可能性があると発表された。鳥インフルエンザウイルスは進化を続け、パンデミックを起こすことが予想されている。

HPAI A(H5N1) はもともと致死率が高いことに加え、進化によって毒性も高くなりつつある。

そのため、世界的なパンデミックに備えた対策が取られつつある。

御津医師会の新型インフルエンザ対応訓練は二〇一〇年以来行われていないが、そのときの経験をもとに、今後、強毒性のインフルエンザが流行したときの対応策が話し合われている。

御津医師会のドライブスルー型発熱外来訓練は平津小学校で行われたが、実際に強毒性が流行した場合は、一宮地区は平津小学校で、津高地区はやはりどこかの小学校か公民館を借りて、二ヵ所で行うことを考えている。そして、それぞれの地区の医師が、そのドライブスルー型の診療所に出向く計画である。御津医師会は、各地区の町内会との連携のもと、実際にパンデミックになっても、被害を最小限に食い止めるべく、万全の体制を整えている。

第3章　有事医師派遣プログラム「困った時はお互いさま」

地域医療を守るために

夜間診療輪番制やインフルエンザ対応訓練の実施が御津医師会と地域住民との信頼関係を強めたとすれば、「有事医師派遣プログラム」は、医師会内部の医師同士の信頼関係を強化するのに大いに役立った。

そもそも地域の開業医同士の関係は、仲間意識よりライバル意識が先行する。とくに同じ診療科の医師同士はそうである。したがって、全国の多くの開業医は、自分が病気になったり重要な会合ができたときは、個人的な人間関係を頼って医師を見つけ、代診に来てもらうのが一般的だ。昔だったら出身大学の医局に頼めば誰かを送って寄こしてくれたが、医局制度が崩壊しつつある中で、今ではそれは難しくなっている。

そうした現状を踏まえて打ち出されたのが、御津医師会の「有事医師派遣プログラム」である。「開業医が病気や事故にあうと『間接的な診療拒否』の状況になってしまいます。そして、今では四週間も休業したら、患者さんも自分のことが大事ですからよそに行ってしまいます。一度よそに行った患者さんは、もう帰って来ない。そうなると、開業医の生活はストップしてしまいます。そこで、医局に代わって医師会がそれを守ろうではないかというのが、このプログラムを始めたいちばん大きな動機でした。」

菅波医師はそう話す。

ふつうは、『そんなことをしなくても大きな病院があるんだから』ということで話は止まってしまう。しかし、御津医師会は皆が同じ方向を向いていて、話しあってもあまり温度差がない。『いいことだからからやろうや』となる。もちろん、全く関心のない人もいる。それでも、六人プラスアルファの医師は、『いいからやろうよ』ということになった。

「隣の医者はライバル」からの発想の転換

具体的には、診療所の医師が病気や事故の緊急事態で診察ができなくなったとき、月曜から金曜日の午前中、最初の三週間に限って、ほかの医師たちが交代で診療するというものである。

このことは、簡単なようでなかなか簡単にできることではない。実際、会員らが他の地域に行ってこの制度について話をすると、「うちの医師会ではできない」、「嫌いな医師のところに行きたくはない」といった否定的な反応が大部分だという。そこには、「隣の医者はライバル」といった考えから、「困ったときはお互いさま」という発想の転換が求められる。

「それまでにも有事の医師派遣を実行に移すことはなくとも、それができればいいねと、ずっとみんなが思っていた。けれど、自院の診療を休んでまで代診に行くことはなかなかできなかったんだと思います。」

と、この制度の実現化責任者であった駒越医師も語っている。

「『あの医者は難波先生と仲が悪い』と噂になると、患者さんは遠慮してしまうのです。そうなると、僕の所に来たら難波先生の話はしません。でも、『先生は難波先生とよく飲みに行かれるんですか』と聞かれて、『ええ、よく飲みに行きますよ』と答えたら、『何かあったら難波先生を紹介してくれ』というふうになって、意外と商売敵というよりは仲間みたいなものになります。実際に内科の私は、外科の難波先生に何人か患者さんを紹介したことがありますし、逆に難波先生の患者さんがうちに来られたこともあります。そうすると、すぐに難波先生に電話して、『こんなことで来られているけど……』と話をする。仲がいいことがデメリットになることはまずないですよ。『有事医師派遣制度』はそうした関係の延長にあるのです。」

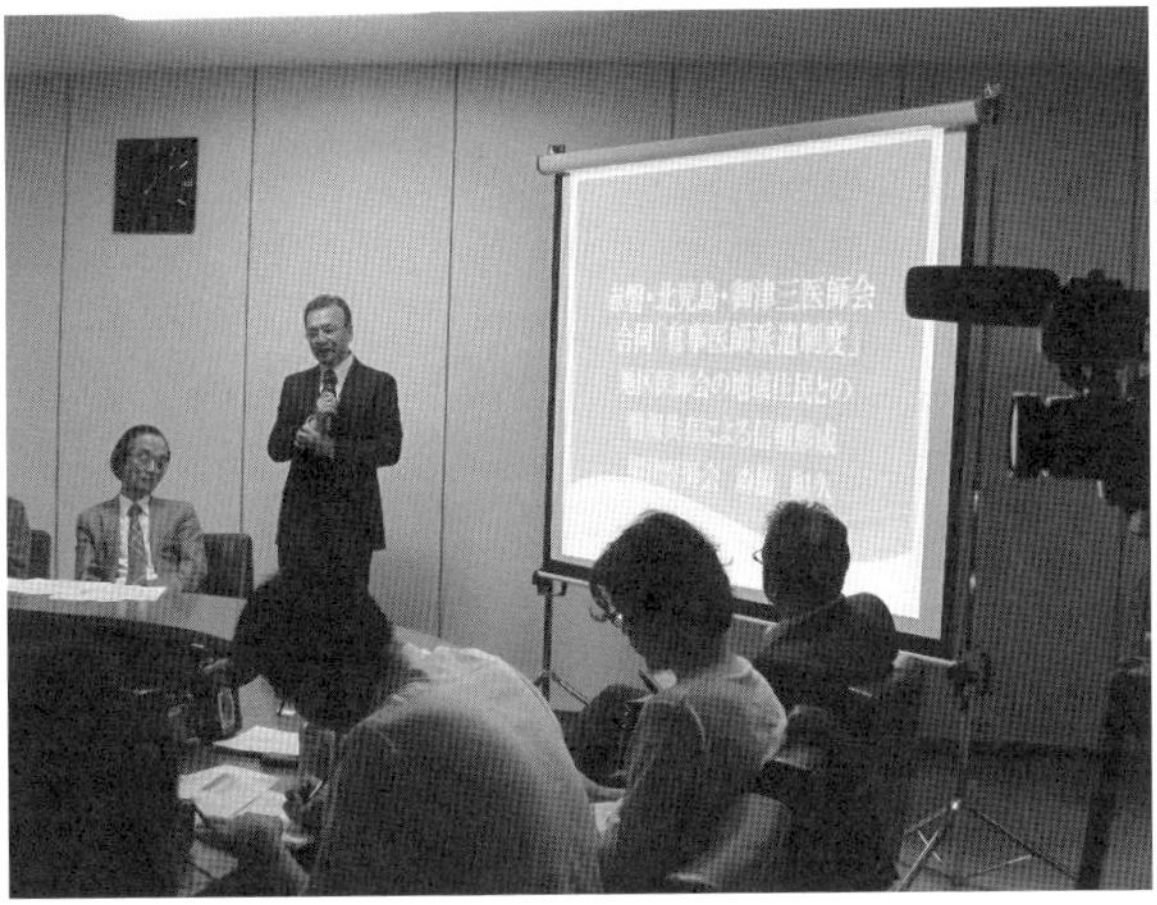

有事医師派遣制度説明

　そう話すのは難波医院の近くで森脇内科医院を開業している森脇医師である。

　この制度ができてから、実際に御津医師会の中で、今までに二名の医師が病気になって入院し、交代で代診の医師が派遣された。そのうち一人の医師はがんになって、何回か入退院を繰り返した。そもそも最初は「三週間」ということだったが、結局は二ヵ月くらい医師を派遣して復帰できた。「とはいえ、最初はみんな不安を持っていました。というのも、自分の所の診療を休んで他の医院を助けに行くということは、前代未聞のことだったのです。自分の所の患者さんが納得してくれるだろうかというのが、みんなの不安だったのです。

そんなとき、六十代の開業医の先生が病気で一ヵ月くらい休むことになって、医師会に依頼が来たのです。ところが、自分の主治医がよその先生を助けに行ってあげたというので、患者さんは喜んでくれたということでした。一日のうちのそれも午前中だけのことですから、『先生、行ってあげたら』と言われた。患者さんは怒らないどころか、むしろ歓迎してくれるんだということが分かったのです。そのあとに、もう一回この制度が使われることがあり、徐々に根づいてきたわけです。」

菅波医師はそう述懐する。

こうした経験を通して、御津医師会の医師たちは、「これはできることであり、お互いにとっていいことだ」と感じるようになっていった。

世界で初の試み

当初は三週間だけで始まった有事医師派遣制度だったが、それに呼応して、国立病院機構岡山医療センターが最初の二週間を応援してくれるようになったため、それ以降を御津医師会の診療所の医師が応援することができるようになり、今は約一ヵ月援助することになっている。医師派遣の緊急事態が起きたとき、開業医の医師だけではすぐに派遣できないこともあるので、最初の二週間は岡山医療センターが責任を持って代理の医師を派遣することになったのだ。こうやって、御津医師会と岡山医療センターとの信頼関係ができていった。

また、当医師会内だけでは援助が無理な場合には、提携する医師会にも呼びかける取り決めを二〇一二年六月に結んだ。現在は赤磐医師会と北児島医師会と連携している。

赤磐・北児島・御津　三医師会合同「有事医師派遣制度」調印式

二〇一二年六月二日、岡山衛生会館六階会議室において、丹羽国泰県医師会長はじめ多くの人々の立会いのもと、三医師会合同有事医師派遣制度の趣旨説明会および調印式を行った。

取り決め事項の要約

- 代診医派遣は、まず要請のあった会員の所属する医師会内で行い、それが困難な場合に、取り決めに規定する「三医師会合同委員会」で協議する。
- 三医師会は、この制度を円滑に運用するため、各医師会の会長及び担当副会長により構成された「有事医師派遣三医師会合同委員会」を設置する。代診医派遣の要請があった場合は、合同委員会で協議し派遣の決定、代診医の選出を行う。代診医派遣により発生するトラブルに関しては、三医師会が共同で責任を持って対処する。

「あるとき、この有事医師派遣制度を朝日新聞大阪本社が記事にしようとして世界中の医師会のことを調べたら、どこにもこんなことをしているところはなかったということです。世界で初めての試みだったわけです。」

菅波医師はそう言って、この制度が画期的であることを強調する。

「このことでどういうことが起きたかというと、今までは隣の開業医は敵（ライバル）だったものが、『まさかの時の最大の仲間だ』ということを認識したわけです。信頼関係ができたわけで、信頼というのは裏切らないことです。これによって、御津医師会の団結力は強まったのです。

すると、県の行政も、調査などがある場合は、『御津医師会にお願いします』と来るようになりました。というのは、医師会長が決めても、会員がついてこない医師会ではこういうことを任せられませんが、御津医師会は医師会員の団結力が強いので、受けてもみんながやってくれるという信

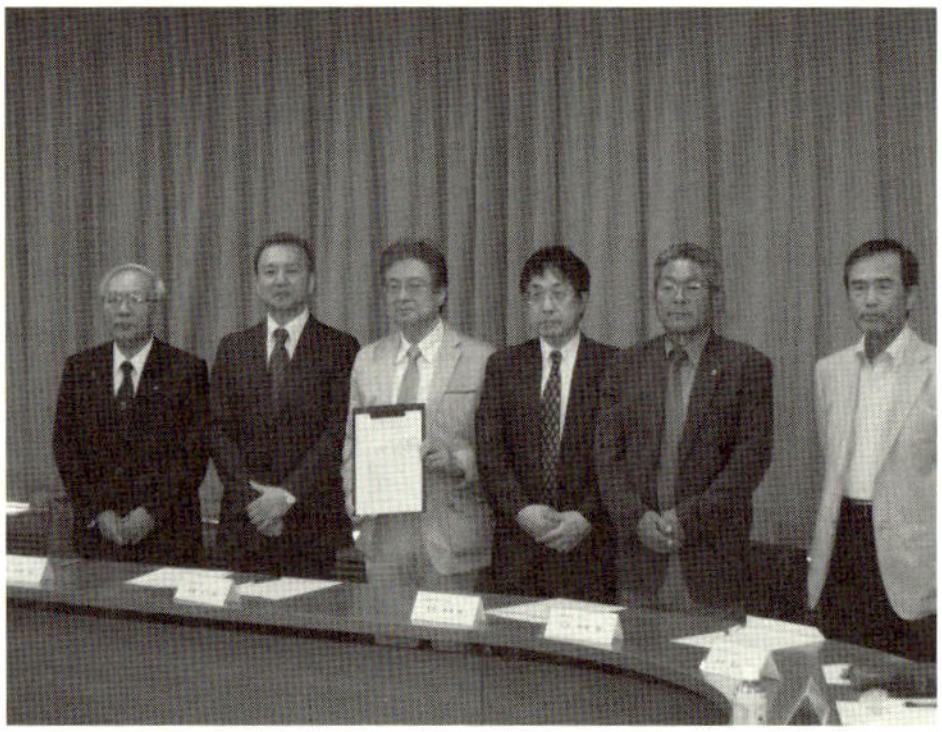
有事医師派遣調印

頼を得ることができたのです。そうなると、行政はますます御津医師会にいろいろな頼みごとを言ってくるようになります。そうやっているうちに、御津医師会と行政との信頼関係も強まりました。

それからもう一つ変わったことは、それまで地域の人たちは、家族を複数の医療機関にかからせていました。何かあったときのために、医院が受けてくれなかったら困るので、家族それぞれが複数の医院と関係を持っていれば、どこかは引き受けてくれるだろうという考えからです。しかし、この制度によって医者同士の仲がいいことが分かったので、そういうことはなくなりました。そういう保険的なことをする必要がなくなったのです。

ですから、一番は医者同士、二番は医師会と行政、三番目が医師会と基幹病院、四番目が医師会と地域の人たちとのつながりが強まりました。これらが有事医師派遣制度の効果であり、御津医師会の取り組みの中でいちばん特徴のある項目です。」

と、菅波医師は有事医師派遣制度の意義についてまとめた。

第4章　病診連携プログラムと北部地域合同連携デスク

御津医師会と岡山医療センターとの病診連携

病診連携に関しては、二〇〇八年から、岡山医療センター糖尿病教室と「糖尿病勉強会」を年三回開始してきた。平日の午後七時半から九時まで、岡山医療センター内の会議室を利用した勉強会は、肥田医長の司会で始まり、まず、レジデントの受け持ち症例の提示と解説、意見交換に三十分を費やし、その後、その時々のタイムリーでホットな話題についてのレクチャーを行った。また、糖尿病に関係の深い、循環器、腎臓、皮膚科、眼科などの講義も併せて行った。

独立行政法人国立病院機構岡山医療センター

糖尿病・代謝内科医長・地域連携室長　肥田和之

二〇〇三年四月から岡山医療センターで勤務し始め、はやいもので十六年間が経ちました。その当時、岡山医療センターは独立行政法人国立病院機構設立直前であり、地区の基幹病院としての役割・機能を掲げていましたが、紹介状を持参されずに直接当院に来院される患者さんも多く、地域連携という医療概念は積極的に掲げられていなかったと記憶しています。実際、岡山医療センターで地域医療連携室が設立されたのは二年後の二〇〇五年でありました。

私が二〇〇七年からデンマーク王国に留学していたとき、デンマークでは日本でいうマイナンバー制度に類似するシステムがすでに整っており、更に登録カードにはかかりつけ医となるホームドクターも自動的に印字されていました。病気に罹ったときは緊急疾患以外、まずはホームドクターに連絡して診てもらうことが原則となっており、必要に応じて専門医をそこから紹介する連携システムがすでに国家レベルで構築されていました。医療費は原則無料という福祉国家の醍醐味を感じましたが、自分で疾患ごとにかかりつけ医を選択できない不便さも多々感じ、それと比較して日本の医療制度は多少の制約はあるものの、患者自身で病院、診療所を自由に選択でき、きめ細やかな治療を受けることができる利便性を当時感じていました。

しかし時代の流れとともに日本は超高齢社会に突入し、円滑かつ効率よく医療が行われるために地域医療包括ケアシステムの構築が急務となり、かかりつけ医の存在と地域の特性を活かしながら地域医療連携の重要性が増してきていることを実感して、当時のデンマーク王国におけるかかりつけ医と連携医療の整った制度の在り方に今更ながらではありますが感心しています。

現在、地域連携室に所属して三年になります。岡山医療センターが急性期病院としての役割を果たすために、実地医家の先生方からの紹介を積極的に受け入れ、病状が落ち着いた患者さんは紹介医、実地医家の先生方に逆紹介する地域医療連携を心がけていますが、より円滑に行われるためにはフェイス・トゥ・フェイスの関係がいかに重要であるかはいうまでもありません。糖尿病・代謝内科では実地医家の先生方と定期的に勉強会を開催し、直接議論してフェイス・トゥ・フェイスの関係を構築すると同時に、お互いに知識習得の向上に努めています。

岡山医療センターの病院側からの立場として、今後も病院と実地医家の先生方の関係を深め、特に御津医師会の先生方との連携は地域に根差した医療連携のためには欠かせないものであり、実地医家の先生方のかゆいところに手が届く医療連携にさらに発展させるべく、地域医療連携室の質の向上に努めていきたいと思っています。

糖尿病勉強会

元岡山医療センター地域連携室長　利根淳仁

糖尿病勉強会の発足とその意義

私は二〇〇七年から七年間岡山医療センターに在籍しましたが、赴任した頃の状況としては、二〇〇一年に岡山市田益に移転して六、七年が経過し、最新の設備を備えた立派な建物で病院機能やマンパワーも充実し、非常に勢いのある病院でした。その一方で、地域の先生から〝巨大空母〟と評されることもあったように、逆に規模が大きいがゆえに〝親しみやすい病院〟〝気軽に活用できる病院〟と地域の先生や住民の方々に感じていただくには今一歩の状況でした。したがって、この勉強会を一つの突破口として、糖尿病領域のみならず岡山医療センター全体との連携がより身近なものになる契機になれば素晴らしい、というのが勉強会発足に際して当事者間で共有していた思いです。

勉強会は双方向の理解を深める場

二〇〇八年八月に第一回勉強会を開催して以来、三〜四か月ごとのペースで定期的に回を重ねてきました。テーマは一般的な糖尿病治療や合併症の最近の話題のみならず、関連する領域（皮膚科、腎臓内科、循環器内科、神経内科、甲状腺、泌尿器科）のレクチャーや、レジデントも参加する症例検討会も行いました。前述のように岡山医療センター全体の連携強化へとつなげる観点から、関連する各科の医長あるいは主力の先生のレクチャー後にざっくばらんなディスカッションを比較的少人数で行うことができたのは、他の診療科も含めたその後の連携強化に役立ったのではないかと思います。

　このような場で定期的に顔を合わせることで、糖尿病診療に関する相互のコンセンサスが形成され、双方向の理解を深めることによりスムーズな連携診療へとつながりました。例えば、インスリン頻回注射法で退院した患者が、かかりつけ医の先生により治療をステップダウンして頂き、半年後の病院受診時にはＢＯＴ（一日一回注射）になっていた、という具合です。

　また、ＡＤＬ（activities of daily living）の低下した患者や認知症患者に対する血糖管理については、早い時期から繰り返し勉強会でも議論されてきました。ＡＤＬにマッチしない強めの治療をつい選択してしまう、という病院医師がしばしば陥りがちな状況も是正され、地域医療にフィットした病院医師・レジデントの育成という役割もあったのではないかと思います。私自身も実臨床の面で御津医師会の先生方に育てていただいたという思いを今でも強く持っています。

　遅ればせながら、わが国では二〇一六年に「高齢者糖尿病の治療向上のための日本糖尿病学会と日本老年医学会の合同委員会」が認知機能やＡＤＬを考慮した血糖コントロール目標について声明を発表しましたが、御津医師会と岡山医療センターの勉強会では随分前から問題意識を共有し、実臨床に即した議論が行われていたことを再認識しました。

地域にフィットした医療連携のあり方

大都市では対象医療機関も膨大となるため、画一的な医療連携システムに頼らざるを得ない局面も生じますが、岡山のような医療規模では、総合病院と連携医療機関が顔の見える連携を推進することで、地域により密着した形で連携診療の質を高めることも可能と思います。医師会と中核病院が協力して、地域医療をいかによくするかという思いを込めた連携へとつながればと思います。

地域に厳然とそびえ立つ〝巨大空母〞と御津医師会との間で十年前に始まった勉強会ですが、岡山医療センター全体の敷居を下げる突破口になり、地域医療に根ざした医療連携の一つのありようを示せたのではないかと思います。

生涯教育・他病院との連携

二〇一一年には心臓病センター榊原病院と「循環器勉強会」を二回開催した。机を囲み、座談会形式でざっくばらんに話しやすいようにレイアウトを施した。いつもはなかなか聞けないような話も、気軽に質問などができ、充実した勉強会となった。

二〇一六年からは、「日本医師会生涯教育制度」に準じ、製薬メーカーなどと共催で、月一回を目途に「御津医師会学術講演会」を開催している。「御津医師会学術講演会」の出席だけでも、かかりつけ医機能認定のための日医生涯教育認定証が取得できるよう必須単位を考えた内容としている。

医療ネットワーク「晴れやかネット」

岡山県では二〇一三年から、「晴れやかネット」を開始した。すなわち、患者の同意のもとに、各医療機関に保管されている医療情報を高度に暗号化してインターネットで結び、相互に共有することによって、診療に役立てるための仕組みである。このシステムは、いわば地域全体が一つになって、患者の健康を見守るネットワークである。

患者のメリットは、基幹病院で受けた検査結果や治療方針等が、身近なかかりつけの診療所等で閲覧できることにより、良質な医療サービスを利便性よく受けられることである。また、既往歴や過去に受けた検査結果を詳しく説明できない場合も、安心して診療を受けることができる。紹介時にレントゲンフィルムなどのデータを持参する必要もなくなる。

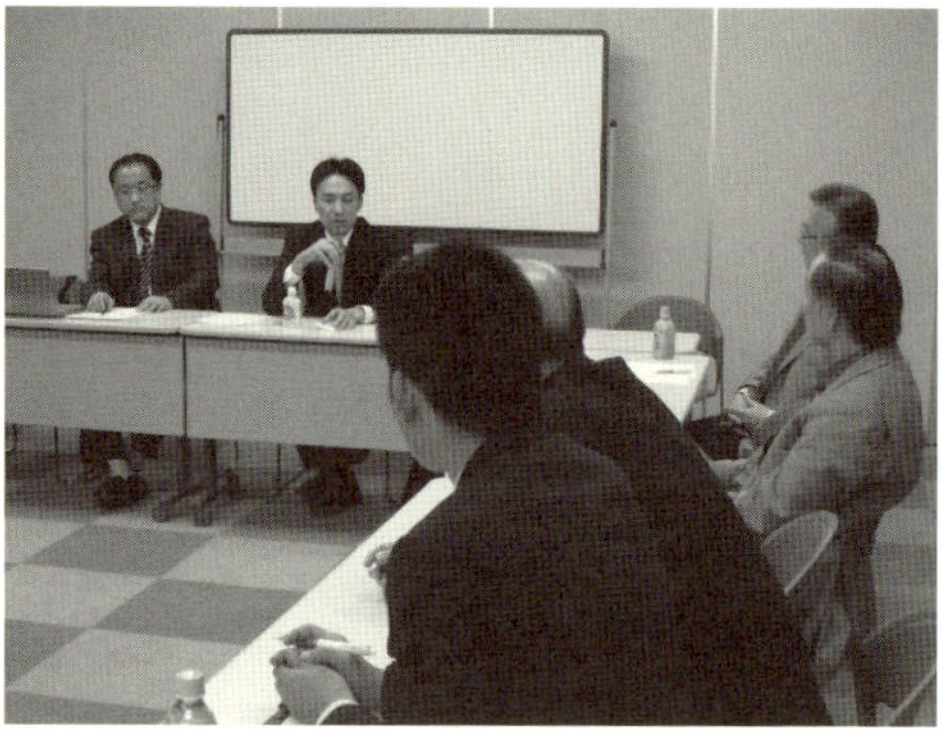

循環器勉強会

この仕組みにより、患者は専門医とかかりつけ医の連携（縦の連携）を実感することによって、自分の病気に対する理解度が増し、治療に積極的に取り組み、満足していることがうかがえた。

生活の向上のために、「治す医療」から「支える医療」があり、そのための地域包括ケアの統合された関係性があってこそ、一人一人の高齢者を救うことが可能となる。

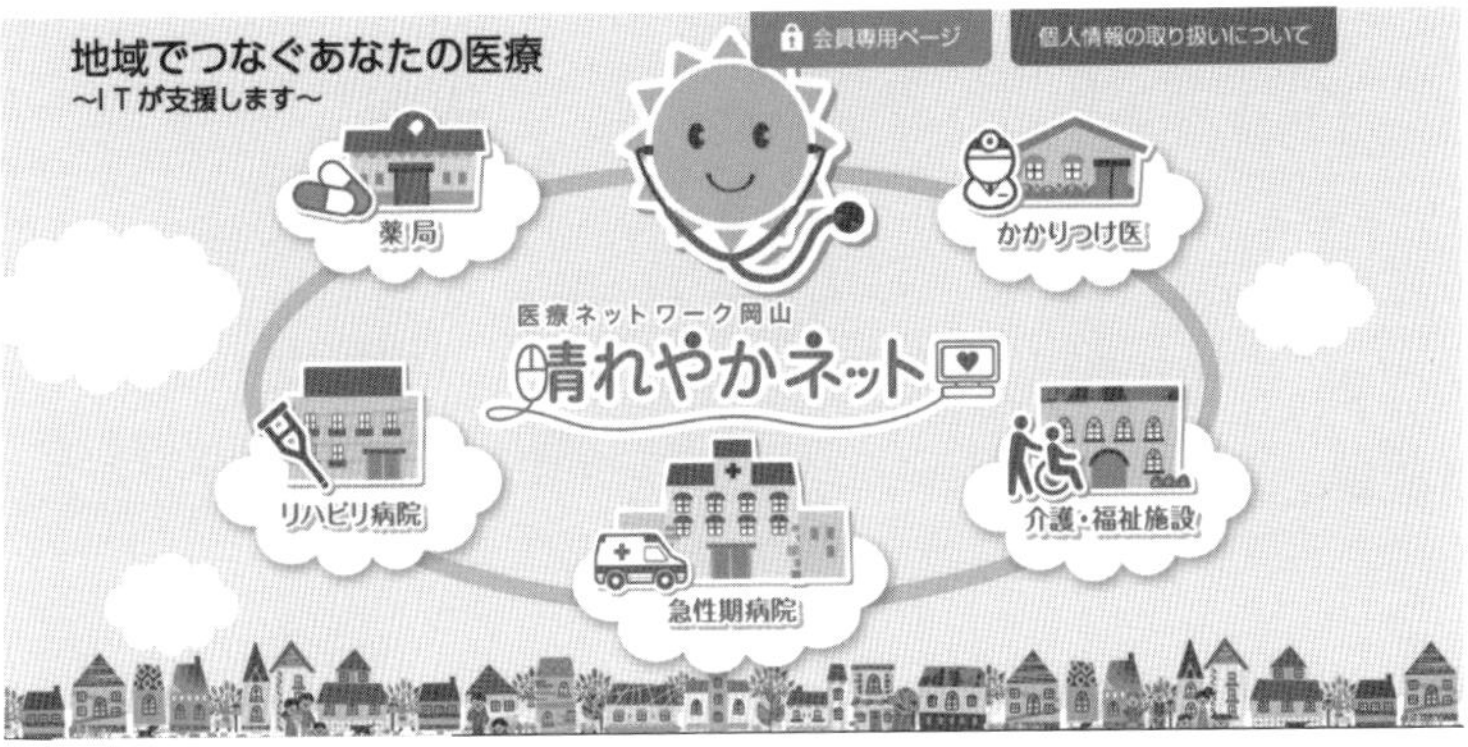

晴れやかネット画面

自助、互助、共助、公助

大都市では対象医療機関も膨大となるため、画一的な医療連携システムに頼らざるを得ない局面も生じるが、岡山のような医療規模では、総合病院と連携医療機関が顔の見える連携を推進することで、地域により密着した形で連携診療の質を高めることも可能である。

世界に例を見ない高齢社会、とりわけ団塊世代が高齢者となる二〇二五年問題は、解決しなければならない最大の問題である。しかし、その解決策は未確定で、明確になっているのは、それを自治体で、あるいは地域で取り組まなければならないということだけである。もっとも、限界集落が点在するような中山間地では、二〇二五年問題はすでに先取りされている状況にある。

では、地域包括ケアシステムは、都市でも、あるいは二〇二五年問題がすでに先取りされている高齢者ばかりの田舎でも、同じようにできるのだろうか。地域包括ケアシステムの要素と言われている自助、互助、共助、公助の一つ一つについて考えてみよう。

「自助」とは、文字通り自ら自分の生活を支え、健康を管理し、当事者である自分の力だけで物事を解決していくことだが、高齢者に本当にそれを求めることができるだろうか？　元気で日々の生活を問題なく過ごしている者は可能であろうが、そういう人は互助や共助、公助もほとんど必要としないのが普通である。本当に地域包括システム（支援）を必要とするのは、そうでない人たちなのであるから、自助は難しいといえないだろうか。

「互助」とは、家族や親族を含め、近所の人たちなどの支え合いを意味することだが、田舎では仕事を求め若い家族が都市へ出て行き、残っているのは高齢者の夫婦のみ、近所といっても山坂を越えなければたどり着けない所であったり、移動手段を持たない高齢者ばかりの地域であったりすることも少なくない。昔は「お互いさま、おかげさま」で互助機能がはたらいていた田舎でさえ、近頃は近所付き合いもほとんどない、近所に住んでいる人がどんな人かも分かっていない場合も少なくない。そんなときに互助が生きてくるかという不安もある。

「共助」とは地域や住民レベルで支え合い、ＮＰＯやボランティア活動などある程度システム化された支援活動であることを考えれば、これにも疑問符をつけなければならない。なぜなら、中山間地域などでは活動できるマンパワーが圧倒的に不足しているし、ボランティア活動をする人たち自身も支援を受けなければ活動場所へ行けなかったり、自らの生活を守るため無理をして健康を害し、害した健康を取り戻すための医療機関受診にも一苦労など、笑えない現実があるからだ。

　では最後の砦となる「公助」はどうだろうか。地域包括ケアシステムはそれぞれの地域（市町村）で対応することが原則であろう。そうすると、中山間地域で体力（財政力、専門職のマンパワーなど）のない町や村が対応し続けることが可能なのか、といった不安も残る。地域包括ケアシステムには、「保健・医療・介護・福祉」の専門家のネットワークが必要とされているが、グランドデザインを構築するのは行政であろう。一方で、地域包括ケアシステムを利用する人は専門家ではない町民なのだから、何を目的にどの団体やどういった人がどのように動くかなど、よほどしっかりしたシステムの構築と、住民に理解してもらうための情報発信をしなければ、絵に描いた餅になりかねない。

とはいえ、嘆いてばかりでは何も解決しない。幸いにして田舎の場合、住まいに困ることはほとんどなく、また昔から助け合わなければ生活していけなかったところから、「お互いさま」の精神など、都会に比べれば地縁血縁のつながりがしっかりしている。こうした利点を生かしながら、行政や住民、医療、介護、福祉の関係者が連携していけば、国などが示すモデルに漫然と従うのではなく、その地域に即した地域包括ケアシステムが構築できるのではないか。

ＭＤＳ勉強会の開催

ＭＤＳ方式は３００ほどの選択項目をチェックしていくことで利用者の課題を抽出し、プラン作成に結び付けるアセスメントツールの一種。選択項目が多く、完成までに時間がかかるというデメリットはあるものの、客観的・体系的な情報収集が可能なため、誰がやっても合理的にケアプランが作成できるというメリットがある。

御津医師会ではＭＤＳ研究会を病院連携室、ケアマネジャー、サービス事業提供者などとともに継続し、事例検討会等の研修を積み重ねてきた。

アセスメントシートに記入してピックアップされたトリガーを検討することによって、誰が行っても同じようなケアプランが提供できるのがＭＤＳの特長だ。また、印象だけでなく、根拠を持ってどのような援助が必要かを提示できるところも、ＭＤＳの優れている点である。ＭＤＳは医療と介護、入院と在宅をつなぐ共通言語として使えるツールになりうる。

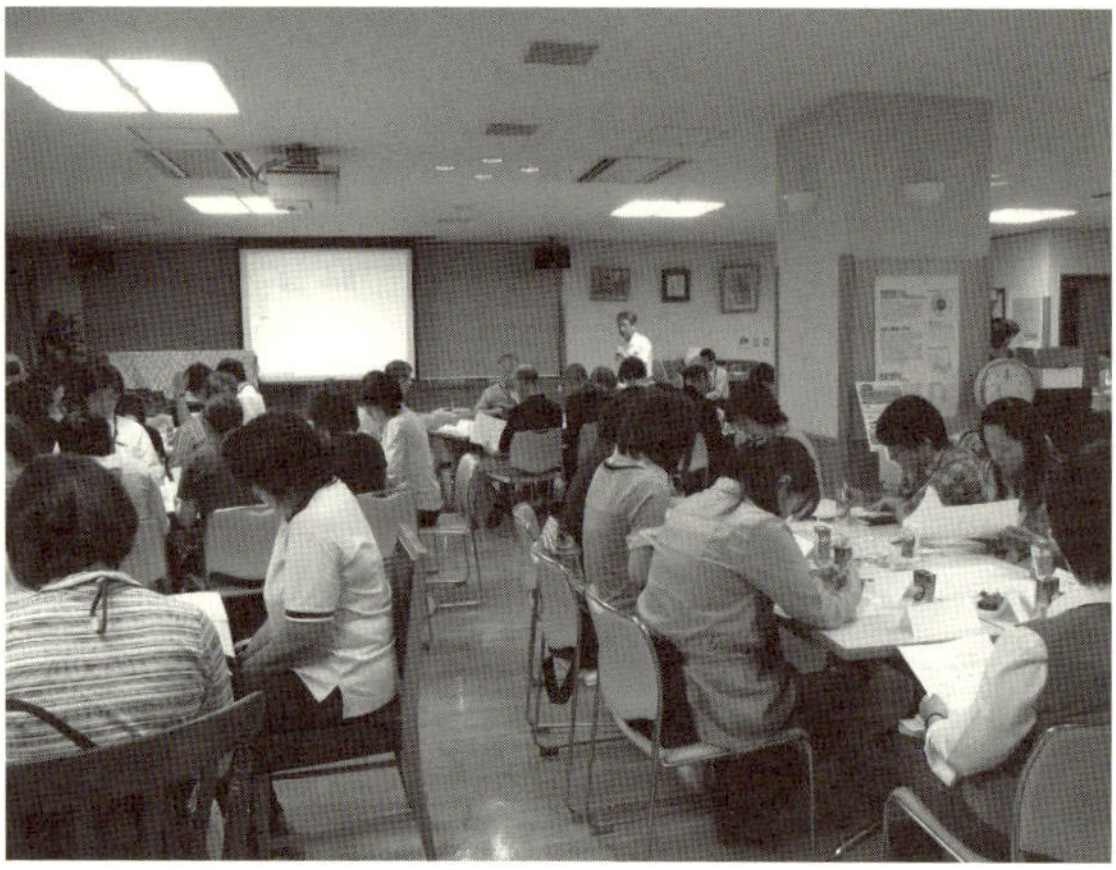

MDS勉強会

岡山市北部地域合同連携デスクの始動

以上のような問題意識と、岡山医療センターをはじめとした地域の病院との病診連携の取り組みが、一つの形をもって実を結んだのが、二〇一五年四月から運用を開始した「岡山市北部地域合同連携デスク」である。

これは、かかりつけ医による病院への患者紹介を仲介支援する連携システムであり、紹介にかかるやり取りの手間を軽減し、複雑であったり不明な病態の患者の入院依頼に関して、病院候補の中から総合的に判断することによって、すべての患者の受け入れ実現を目指すものである。このデスクが開設されて以来、二〇一七年四月までの二年間に、二二〇件の事案をほぼすべて受け入れた。

合同連携デスクのシステムづくりに直接関わった森脇医師は、次のようにその経緯を語っている。

「会長就任時、病院と仲良くするために、私は周辺の病院をあいさつがてらずっと回りました。そして、医師会としてこういうことをしたいので、協力してくれという話をしました。まず、岡山医療センターと御津医師会とで、在宅で診られる患者さんをどのように診ようかという話をしたんです。済生会病院とも話をしました。

われわれが在宅で診る患者さんというのは、年寄りが多いのです。でも、年寄りはなかなか入院させてくれません。というのも、年寄りが入院すると入院期間が長くなるからで、病院は早く回して早く帰すということを考えているため、急性期の病院では年寄りはあまり好まれないわけです。でも、われわれが診ている患者さんはそういう人たちが多いのです。ですから、そういう患者さんをすぐにとってくれる病院が欲しいと思ったわけです。

そこで、中央病院地域連携室の大田原隆博さんが私と旧知の仲だったので、協力してくれることになり、医師会の中に『合同連携デスク』という部門をつくりました。そこに患者さんを紹介したらいろいな病院と連絡を取り合って、患者さんの病状に合った病院を見つけて入院させようということで、それが『北部地域合同連携デスク』という形に実を結びました。今では協力してくれる病院が増え、どこかに入院できるようになっています。『病診連携制度』がうまくいった例です。今は『合同連携デスク』に電話してどこか探してくれと言えば、だいたい三十分以内には探してくれます。

倉敷市には倉敷中央病院があり、中小の病院があって、その下に各診療所があるというピラミッドがきちんとできています。でも岡山市は、岡山医療センターや済生会など大きな病院がいくつもあって、はたしてどこの病院に何を頼んでいいのか分からないという状態だったんです。むしろ岡山医療センターだけのほうがいいくらいです。あまりありすぎると困るんです。」

また、このシステムが必要とされた背景と実施効果について、駒越医師は次のように述べている。

「今はたいていどこの病院でも、『地域医療連携室』というものを一つの部署としてつくって対応していますが、以前は十分でなく、病院が一段上にいて、こちら（開業医）がお願いして病院に入れてもらう、診察していただくという関係だったのです。それがこの「病診連携」によって、入院に関するお互いの不平不満や不備などを話し合う機会ができ、少しずつ改善されていきました。病院への受け入れとか、逆に病院から戻って来るときの受け入れがやりやすくなってきているのです。『病診連携プログラム』の中から、『岡山市北部地域合同連携デスク』というものができて、医師会と二つの病院で、それぞれ担当曜日を決めてデスク担当者を出し、岡山医療センターのような急性期で重症の人を診る所と、急性期から亜急性期になったような患者は岡山中央病院とか紀念病院というような所へと、その患者の病状に合わせて選ぶことができるようになったんです。

以前だと、一人の医者が『この人には入院が必要だから』と岡山医療センターに電話したがダメだと断られ、次には済生会病院に電話してみたがまた断られる。それもすぐに返事があるのではなく、長いこと待たされてからという具合で、医師にとっては時間がかかり他の診療に支障を

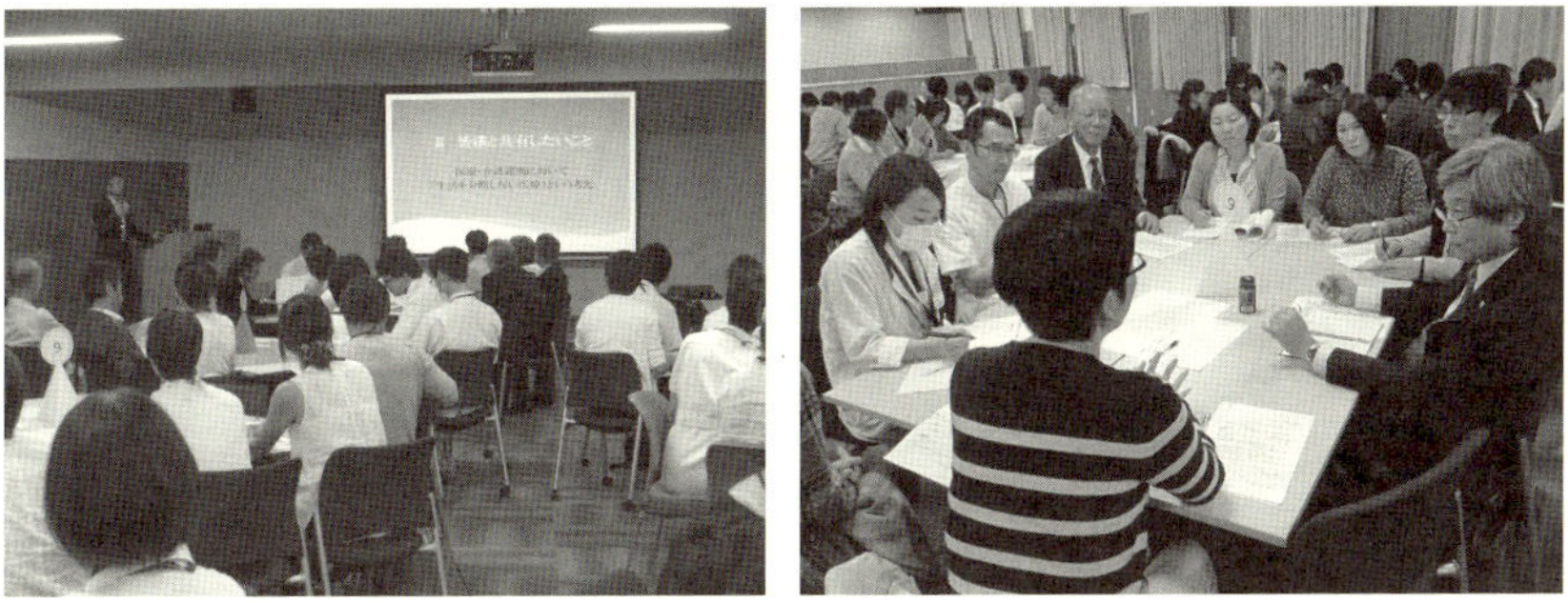

岡山市北部地域合同連携デスク

きたすし、患者さんは病状が悪いのに受け入れ先が決まらないということがありましたが、今ではそれが解決できているのです。

それから、『病診連携』ということでは、病院と診療所、医療関係、介護関係の人たちとのネットワークができて、病院から戻る方をどうしていこうかとか、介護施設からの入院をどういうふうにするかとかいうようなケースもあります。例えば、介護施設ではそこで人が亡くなると対応ができず、死亡確認という意味で救急車で連れて行くような状況があります。あるいは、施設にいる高齢者の場合で、本当に救急が必要で病院に患者さんを連れては行ったものの、家族は東京にいるのですぐには連絡が取れずに、挿管による呼吸管理が必要にもかかわらず、その決定が家族でない職員にはできなかったりする。それで、そういう場合に起こる問題をどのように解決するかということで、前もって何らかの意思を表明することが大事になってくるのではないか、こんな情報があればいいのではないかということを事前に話し合ったりしました。」

「当時、市内の病院の側にも、市立市民病院や川崎医科大学附属病院が建て替えられたりして、新しい施設の病院が次々でき競争が激しくなった時期で、危機感も相当あったようです。そんな中、岡山中央病院地域連携室の太田原さんと、金川病院の大森信彦先生が中心になって地域合同連携デスクをスタートさせたんです。」

と語るのは、御津医師会事務長の岡田孝子さんだ。

「開設後の一年あまりは、大田原さんが電話をすべて対応してくれていました。電話は御津医師会から出しています。これによって、電話一本で症状を確認し、その患者さんにふさわしい病院を探すことができるようになりました。協力医療機関とは、満床でなければなるべく受け入れるという話が事前についていているので、受け入れてもらいやすいのです。また、かかりつけ医の先生も、依頼する際に、『この人はここが悪いから、ここだけ治してください』と言うことができます。

例えば、肺炎患者の入院だったら、ふつう一週間で自宅に戻れるけれど、実際に入院してみたら、他の疾患もあるからあと一ヵ月かかるというふうに、入院が延びることがよくあります。でも、かかりつけ医の先生が、『お年寄りなので、そこまでする必要はない。さらに入院期間が延びることによって、家に帰ってから生活できなくなるので、入院は短くしてここだけ治してくれるだけでいい、後は通院で診るから』ということができます。お互いに治療内容と期限を決めて、できるだけ短く、なるべく早く。その代わり、また具合が悪くなったら見てくださいね、というやりとりができるわけです。そういうシステムとして作ったものです。

先生にとっては、電話一本で調整できるので時間的なムダもないし、患者さんもこの治療だけということで、家に帰ったときにすぐ生活ができるぐらいのレベルで病院から戻ることができる、そういうシステムなんです。」

と、岡田事務長は続ける。

二〇一八年五月現在、合同連携デスク受け入れ対象病院は十四病院である。

北部地域合同連携デスク受け入れ対象病院

高度急性期	岡山医療センター 岡山済生会総合病院（2015.12〜）
一般急性期	岡山中央病院 榊原病院（2016.2〜） 岡山協立病院（2015.12〜） 光生病院 旭東病院（2018.4〜）
亜急性期・回復期・療養	金川病院 福渡病院 済生会吉備病院（2015.8〜） 岡山紀念病院 同仁病院
認知症・精神	万成病院（2017.7〜）

御津医師会 入院先迅速確保で成果　12病院と連携 在宅医療不安解消

（山陽新聞　二〇一七年十一月十九日）

「ときどき入院、ほぼ在宅」を理念に掲げて、岡山市の御津医師会が進めている近隣の病院とのネットワークづくりが成果を上げている。自宅で療養している高齢患者の容体が悪化した時に速やかに入院先を確保する県内に先駆けた取り組み。組織に加入する病院が増えてほぼ全てのケースで入院先が見つかっており、病院を見つけるまでの時間も短縮されている。

高齢者は、糖尿病や腎不全、圧迫骨折など複数の病気を抱えている人が多く、治療を担う診療科が特定できないことや、入院が長期化する恐れがあるため、受け入れ先を見つけるのが難しいことが多いという。

こうした問題を解決するため、御津医師会は２０１５年４月、岡山市内の７病院の協力を得て、ネットワークの運用をスタート。医師会のスタッフらがかかりつけ医と病院とを仲介し、容体や病院のベッドの空き状況を双方から聞き取り、搬送先を決める。

ネットワークに加入する病院は現在、12に増えた。総合病院が増えた上、心臓疾患の治療実績が高い病院、認知症治療が得意な病院などが加わり、集中治療からリハビリまで、専門的な治療ができる体制が整った。かかりつけ医と病院の医師は毎月、患者の診療経過や退院後の生活の状況について意見交換している。

15、16年度のかかりつけ医からの依頼は計２１７件。うち、入院できたのが１９０件と約9割を占め、入院が必要なほぼ全てのケースでスムーズに受け入れ先が見つかった。入院先を見つけるのに要した時間も平均約30分で、かかりつけ医が探していた時に比べて半分程度に短縮された。

次のステップとして、介護職と連携して退院後の支援にも乗り出している。医師や看護師、歯科医師、ケアマネジャーらによる新たなネットワークを昨秋立ち上げた。これまでに4回の会合を開き、患者の希望に反して入院が長引いたり、退院後に速やかな介護サービスにつなげられなかったりしたケースについて、原因や改善点を分析している。退院後の医療と介護サービスを多職種で話し合えるようにするのが目的という。

御津医師会の大橋基会長は「多職種の人たちが患者の人生観を共有し、質の高い在宅医療を提供したい」と話している。

定例検証会議と病診医介連携ネットワーク会議

デスクの運用状況に関しては、スタートしてから半年ほどして、月一回の定例検証会議が御津医師会事務局で開催されるようになり、そこで症例検討会（エントリー事例に対する検証会）を行っている。そこには各病院の院長や連携室の担当者などが集まり、参加する医療機関も次第に

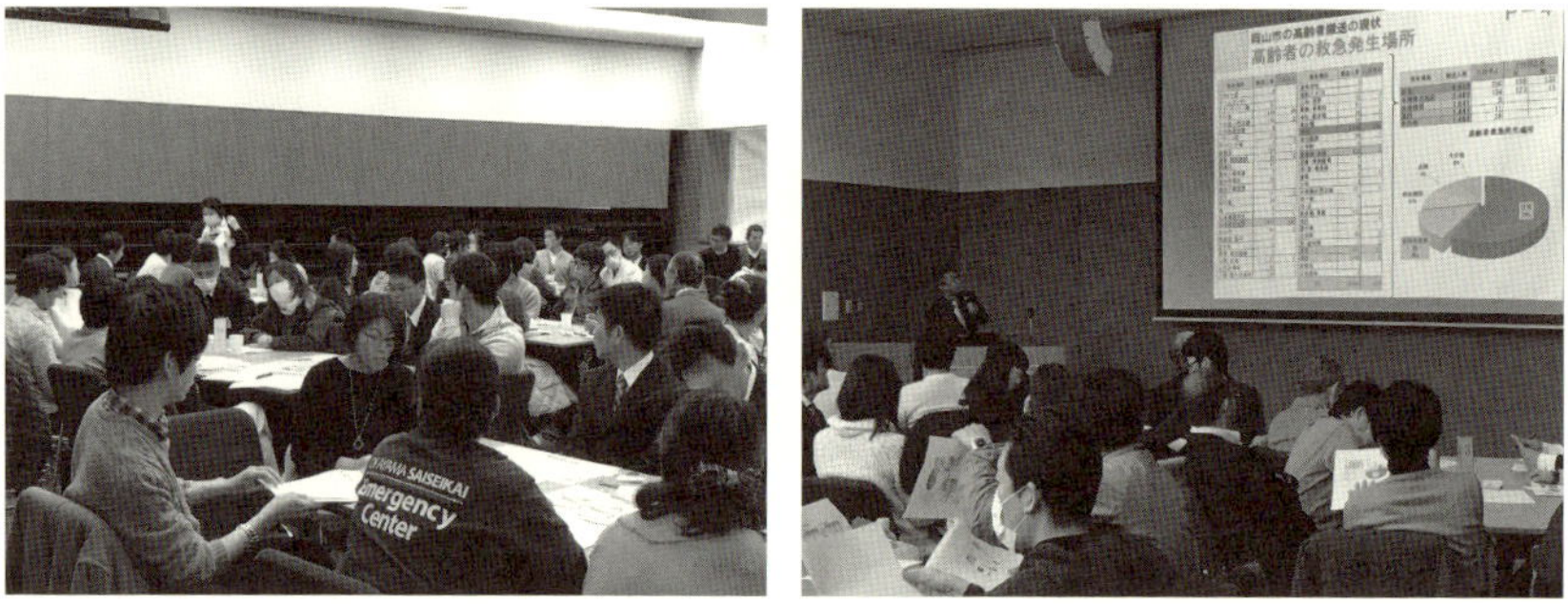

岡山市北部地域病診医介連携ネットワーク会議

増えていき、二十人以上出席することもある。

二〇一六年八月五日、岡山医療センター大研修室で、「第一回岡山市北部地域病診医介連携ネットワーク会議」が開かれた。これは、「合同連携デスク」機能をさらに発展させ、紹介・逆紹介の連携を強化し、さらには連携に関する施設基準要件（退院支援加算）取得のために医療機関と介護機関が緊密に連携していける場となるように設けられたものだ。会議には、医師会会員と合同連携デスク参加病院の院長、医師、看護師はもとより、薬剤師、訪問看護師、ケアマネジャー、介護施設関係者、行政関係者等、百七十七名が参加し、十七のグループに分かれてワールドカフェ方式の意見交換を行った。

以降、北部地域病診医介連携ネットワーク会議は年三回のペースで、毎回百数十名規模で、ときには二百名近い参加を得て開かれている。

「一つのテーブルにはいろいろな職種の人が集まって座ります。そうすると、『この先生はこういう人だったんだ』というように、顔と名前が一致したりして知り合いになり、次の仕事がしやすくなるという効果があるなど、結構充実した会になっているようです。」

と、岡田事務長は語る。

病診医介連携心得集

（岡山協立病院院長　高橋淳先生作成）

①紹介はまず電話一本　ありがとう

開業医から病院への紹介にしても、病院から開業医への紹介にしても、詳しい診療情報の提供がなく、いわば「丸投げ」されるようなケースがあります。患者の状況が把握できなく困惑する場合もあるので、極力、診療情報を相手方に伝えるようにしましょう。往診先や外出先などですぐに診療情報提供書が書けなくても、まずは電話一本でも入れましょう。「丸投げ」ではなく、「よくなったら在宅に戻してください」「悪くなったらまた病院にどうぞ」と、お互いに連携しましょう。

②おしえてほしい暮らしの様子（家族の気持ち）

急性期の病院では、患者の生活背景がなかなか分かりません。また、ご家族の気持ちと齟齬があったりすると、なかなかコミュニケーションがとりにくいこともあります。家族構成や経済状況、家族の気持ちや性格など、可能な限り伝えていただくと助かります。

③難しいあれこれ事情も隠さずに

対応の難しい家族がいる。認知症やＢＰＳＤがある。ＭＲＳＡや耐性菌のキャリア、褥瘡がある等々。わざと隠すつもりはなくても、ついうっかり相手に伝え忘れることがあると、お互いの信頼関係を損ねます。言いにくい情報もきちんと伝えましょう。

④前医の批判は御法度よ

「後医は名医」といいます。前医の批判は慎みましょう。

⑤入院の可否の返事は迅速に

開業医の先生が病院に紹介する場合、受け入れ可能かどうかの返事がなかなか返ってこない場合があるようです。忙しい診療の合間に入院先を探すことはストレスです。入院可否のご返事は可能な限り迅速に。地域連携室の手腕も問われます。

⑥禁句です。「どうしてここまでほっといた」

患者には様々な事情があります。お金や時間がなくて受診を躊躇していたのかもしれません。場合によってはかかりつけの先生の批判にもつながりかねません。「よく我慢しましたね」と肯定的に接しましょう。

⑦禁句です。「どうして今頃受診する」

たしかにコンビニ受診で腹の立つ患者もいますし、自分の都合で時間外受診ばかりの患者もいます。しかし、患者側にもいろいろな事情があるものです。最近は非正規雇用の方も多く、なかなか仕事を休めない方にもよく出会います。また、開業医の午後の外来を受診し、病院を紹介されると、受診が夜になるといったケースもあります。頭ごなしにいうのではなく、「時間外だとできる検査も出せる薬も限られるので、時間内に受診していただいたほうがいいですよ」など、やんわり諭すのもいいでしょう。

⑧入院の様子は早めにお返事を

紹介医の先生から「紹介したが返事がこない」とよくおしかりを受けます。入院が長期になったり、転科したり、転院したときに忘れてしまうことが多いようです。紹介した側は結果が気になるし、知りたいものです。入院時の暫定診断、経過報告、退院時報告を忘れずに。病院トップの姿勢と地域連携室のチェックが大切です。

⑨勝手に決めない「在宅無理」

在宅の先生方から「病院だけで在宅は無理と決めつけないでほしい」と再三お聞きします。病院のスタッフは在宅でどんなことができるのか、どんなサービスを受けることができるのかがなかなか分かりません。退院先については病院のスタッフだけで決めずに、本人や家族の意向を尊重し、在宅医やケアマネジャー、在宅スタッフに相談しましょう。

⑩おしつけまい。医療の論理を無理矢理に

病院スタッフはどうしても「医療モデル」で考えてしまいます。「誤嚥のリスクが高いから経口摂取をしてはいけない」「転倒のリスクが大だから一人暮らしは無理」。しかし、患者や家族には「医療モデル」だけで決められない価値観や人生観があります。在宅や施設のスタッフはそのことをよく知っています。無理矢理に方針を押しつけるのではなく、相談しながら患者のナラティブを尊重しましょう。

⑪お互いに敬意をもって密（御津）な連携

何度も話に出ますが、お互いが敬意を持つこと、顔の見える連携に尽きると思います。

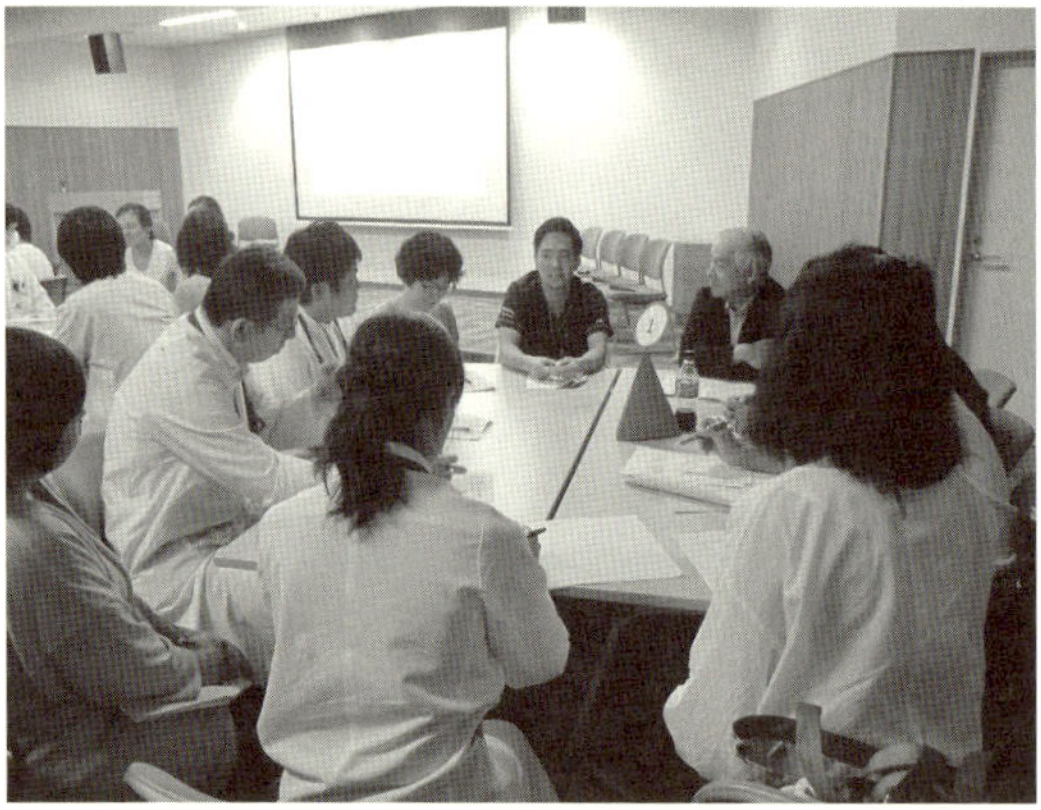

病診医介連携ネットワーク

第５章　緊急蘇生プログラムと東日本大震災

岡山空港災害時避難訓練

御津医師会が岡山空港の避難訓練に積極的に関わるようになったいきさつを、難波晃医師は次のように語る。

「それまで岡山空港の事故に関する訓練は日曜日にやっていたんです。あるいは、真冬の二月頃、朝の六時集合というようなこともありました。とにかく、診療時間を除外してやっていたのです。しかし、これは川崎医大の荻野隆光先生の意向もあったのだろうと思いますが、事故というものはいつ起こるのか分からないのでウイークデーに訓練をしなければならないということで、ウイークデーの昼間にやるようになりました。

ところが、岡医連（岡山市とその周辺の医師会）は、空港での災害訓練に関しては、診療時間中には出られないということになった。しかし、空港側は医師会が全然協力しないのは困るということで、空港にいちばん近い御津医師会に出てくれということになったんです。

また、御津医師会は、三村会長の時代に、飛行場がまだ県南にあった頃から主体的に災害訓練をやっていた歴史があります。

災害時対応など周辺の各医師会で一緒にやっていたものが、その時点でウイークデーの昼間に開催ということになった。それで、御津医師会としては岡山空港での災害や事故に対して積極的にやっていこうということになりました。」

二〇〇九年三月三十一日、御津医師会は、川崎医科大学救急医学の荻野隆光准教授に、岡山空港で行われたエマルゴ机上訓練（北欧で開発された机上救急訓練の方法。時間に合わせ、患者に見立てた人形を動かして、その人形に対してどういった救急処置ができるかを考えていく訓練方法）について講演してもらい、その後、岡山空港事故発生時の対応方法、また岡山市内医師会連合会の災害救急委員会の今後の活用等について忌憚のない討議がなされた。

エマルゴ訓練でも、最後の負傷者が空港内から搬出されたのは事故発生から七時間後であり、その原因は煩雑な連絡等の手続きにあると考えられたため、より迅速な対応が求められた。

誰が指令を出し、誰が搬送し、誰が受け入れるかが事前に明確になっていることが必要であった。とにかく一刻も早く空港内から搬出することが肝要である（事故発生からできれば二時間以内程度が望ましい）。

岡山空港はその場所が比較的市街地に近く、基幹病院への搬送が他県の空港に比べて有利である。

御津医師会は、岡山空港の地元医師会であり、いざ事故発生という時点では最も迅速な対応が求められる立場にある。必要なときにはできるだけ多くの医師が現場にかけつけることが期待される。

今後の活動に備え、医師会内部での連絡方法、医療器具、薬品の確保、さらに、出動した場合のその者の保証等、実際の事故に即応した救急医療体制を、荻野教授との連携も図りながら構築

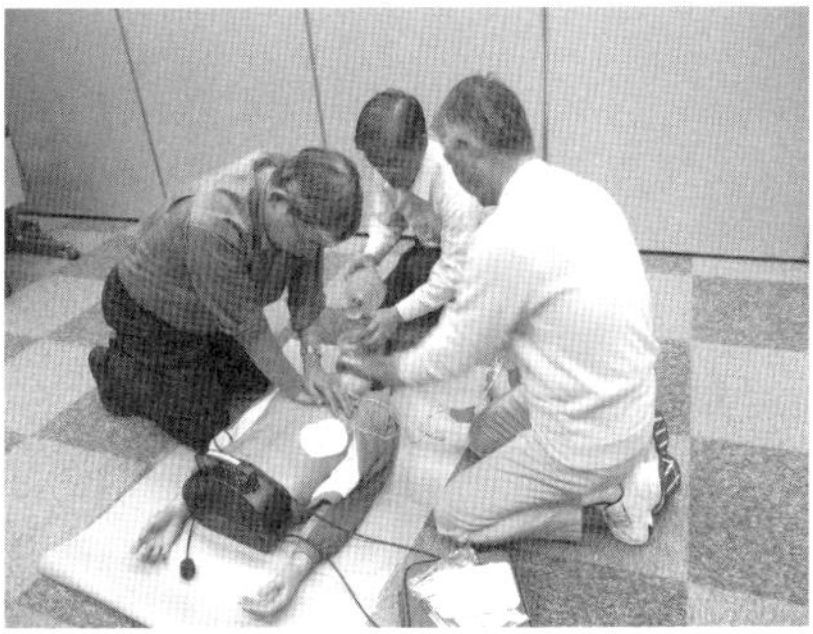

緊急蘇生勉強会

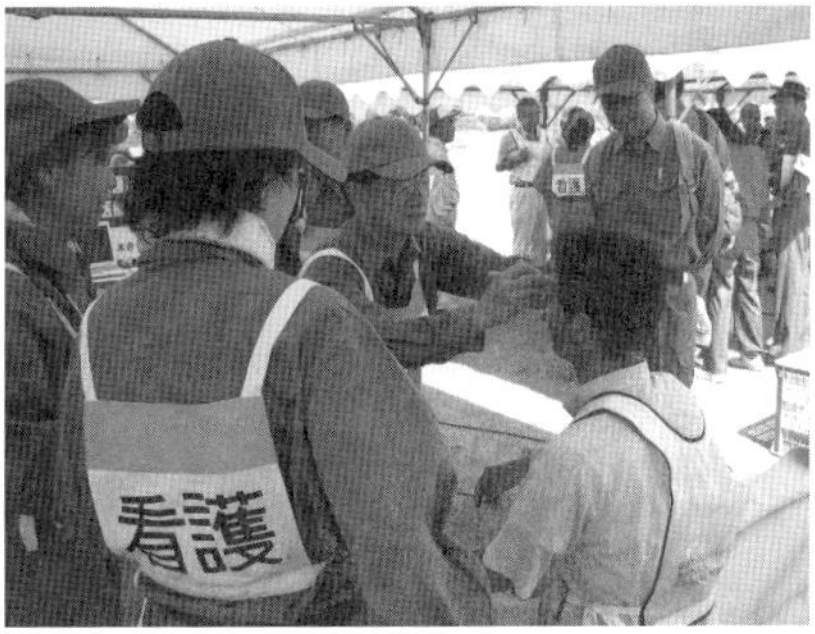

災害訓練

していくことを確認して、会議を終えた。

同年六月二十五日には、岡山県庁で空港航空機事故対策について、県総務部危機管理課との面談が行われた。面談には、県からは総務部の森廣信之危機管理監、岡本高志課長、大地教文参事、保健福祉部の發地耕治施設指導課長が出席し、御津医師会からは菅波会長、難波副会長（危機管理担当）、事務局岡田が出席、また、仲介に尽力していただいた荻野准教授も同席した。

県側の説明では、県の危機管理対策は、岡山空港に限らず、新幹線や主要幹線道路上における交通災害等も含めて合同で行っており、岡山空港における災害についても十分な対策を立て実践していくとのことだった。

面談の目的の一つに、御津医師会が空港直近の医師会であり、万一の事故災害に対して、最初に駆けつけなければならない責任ある立場であり、その責任を果たすためにも、県レベルでの空港災害における対策の方針を聞き、空港にいちばん近い医療団体である御津医師会の役割分担を明確にしたいという意向があった。

岡山空港は他県の空港と比べて市内の基幹病院に非常に近いという恵まれた地理的条件にあり、空港内で治療するのでなく、面倒な種々の手続きを排し、できるだけ迅速な空港外への搬出こそが最も重要なことと考えられる。

その際、①誰が重症患者を含む負傷者の対応、処置の責任ある指揮命令の担当をするのか、②誰が重症患者を含む負傷者の責任ある搬送を担当するのか、③誰が重症患者を含む負傷者の責任ある受け入れを担当するのか、が重要である。

それに対し、菅波会長は以下のような提案を行った。

①災害発生時に御津医師会はＮＴＴ等を介した御津医師会全医療機関への一斉連絡を実施し、できるだけ多くの医師が少しでも早く現場に駆けつける。

②患者搬送に際しては、救急車以外の輸送車を確保する。

③受け入れ施設としては、市内基幹病院を中心に、いざ災害発生となった場合は、一つの基幹病院につき最低二名の重症患者の受け入れを必須条件とするという申し入れを行う。

これを受け県は、岡山空港における飛行機事故等の災害発生時に、岡山空港管理事務所を介して、今後、御津医師会ともできるだけ密接な連絡を取り合いながら事故対策を考えていくということを確認した。

その後、十二月三日には、岡山空港航空機事故対策について、空港管理事務所と御津医師会の話し合いが持たれた。岡山空港に最も近い地元医師会として、とにかく一刻も早く駆けつけて迅速な対応をすることが肝要である。

そして、そのための具体策として、以下の事項を確認した。

①御津医師会への一斉連絡。携帯アドレス届け出数約三十人
県庁メールサーバーの利用（御津医師会員のグループ登録、管理事務所職員が連絡内容を登録して一斉メールする。）

御津医師会員は救護班緊急用腕章を参加者全員分確保

②航空機事故が発生した場合の対応（岡山空港緊急時対応計画から抜粋）
○航空機事故の発生：半径九キロの円内区域に管制官がクラッシュホーンを用いて通報
○関係機関への通報：岡山市消防局、警察本部、岡山県（危機管理課、航空企画推進課）、医師会、日赤等
○初動対応
1．消火活動：消防車三台（空港内常駐）
2．岡山空港航空機事故現地対策本部の設置（管理事務所）
3．空港の閉鎖：閉鎖必要性の協議、閉鎖の場合ノータム発行を依頼
4．情報収集：関係機関への連絡
5．空港消火救難隊の編成：班員二百二十六名。連絡班、消火救難班、警備班、渉外班

6. 救難活動

・現地調整所の設置

・調整員：消火救難班、救護班、警備班、渉外班

・岡山県警察及び岡山市消防局も設置

・被災者救護区域の設置：御津医師会救急班集結地

・搭乗者集結地区→負傷者識別地区→救護地区→負傷者搬送地区の順に設置

・救急医療用搬送車

7. 入場規制

8. 一般客の避難誘導

○消火活動：岡山市消防局

○機内に取り残された搭乗者の救出

○医療救護活動：負傷者の識別・搬送

現場指揮者：ドクターコマンダー（岡山医療センターor川崎医科大）

負傷者搬送責任：消防機関救急隊長

③患者の搬送：原則的に救急車。周辺レンタカー、ワゴン車の確保

実際の運転は全日空等航空機会社職員等

軽トラック荷台等も考慮：救急車が間に合わない、多数の搬送が必要等の場合を考慮

し、検討課題とする。
○医療機材：基本的に気道、血管確保までとする。
　１．挿管セット：現在空港には一セットしかない。
　　同様セット：十セット確保
　　ブレード大中小：十セット
　２．酸素吸入：市販の携帯用三十分程度使用可能なもの十個
　３．足踏み式吸引機：三台
　４．アンビューバッグ：十セット
　５．輸液セット：五セット、大人用十セット
○空港における救急用具実地確認
　災害救急管理委員会四名による実地確認
○空港管理事務所確認事項
　１．病院受け入れ態勢：今後県危機管理課が施設調整
　　聖路加病院方式：病室がなくとも、特に各重症者二名の搬入許可を取る。
　２．救急用腕章、通行・駐車許可証、赤色灯等
　３．出動医、看護師等の安全保障：保険等

これを受け、御津医師会では災害救急医療委員四名が、十二月二十七日午後、岡山空港管理事

務所に出向き、出井英明事務所長ほか三名の立ち会いのもと、①空港エプロン等飛行場内、②救急資機材収納車・救急器材、③緊急時、御津医師会会員出動の際の空港側の対応、等の点検確認と、管理事務所へのアドバイス等を行った。

「もし空港で事故があった場合は、実際に空港まで何分で行けるか確認したこともあります。また、医療用の大型自動車の確認に二回ほど行っています。御津医師会の『災害救急委員会』のメンバーが見学に行ったり視察に行ったりしています。チームを組んで、出動班は実際にそのチームで訓練に出るわけです。医師が一人にナースが二人という三人のチームで、順番に参加します。また、岡山医療センターまで何分で運べるか等、調査・検討を行いました。」

と難波医師は語る。

空港災害時の訓練自体は、定期的（二年に一回程度）に空港で実施しており、御津医師会もそれに参加してきている。御津医師会としては、DMATが来るまでの初期対応を、地元の医師会としてどうできるかという問題意識で、主体的に取り組んでいるわけだ。

幸い、これまでこうした訓練や御津医師会の

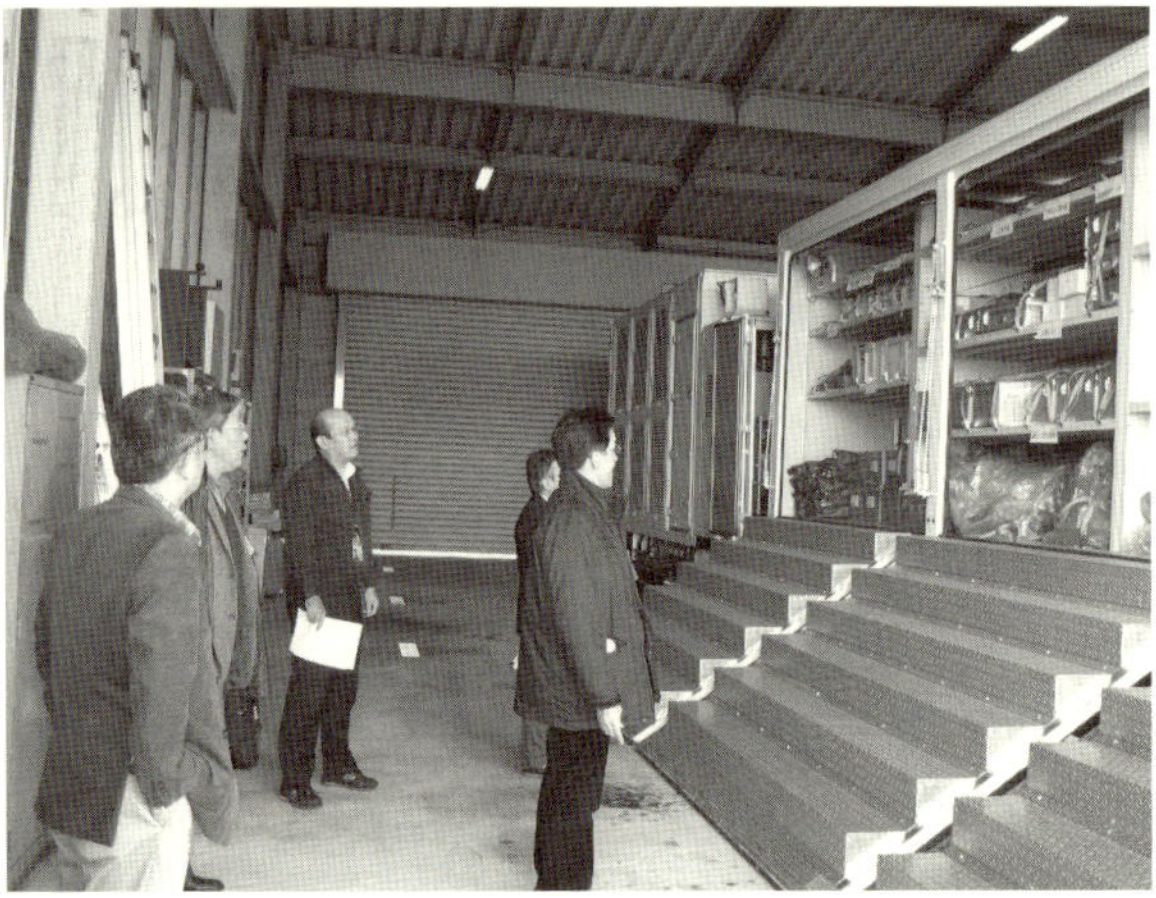
空港視察

緊急蘇生プログラムに基づいた準備活動が実際に活かされるような事態は発生していない。

東日本大震災への支援活動

二〇一一年三月十一日の東日本大震災に際しては、御津医師会としてまず義援金百万円を送った。

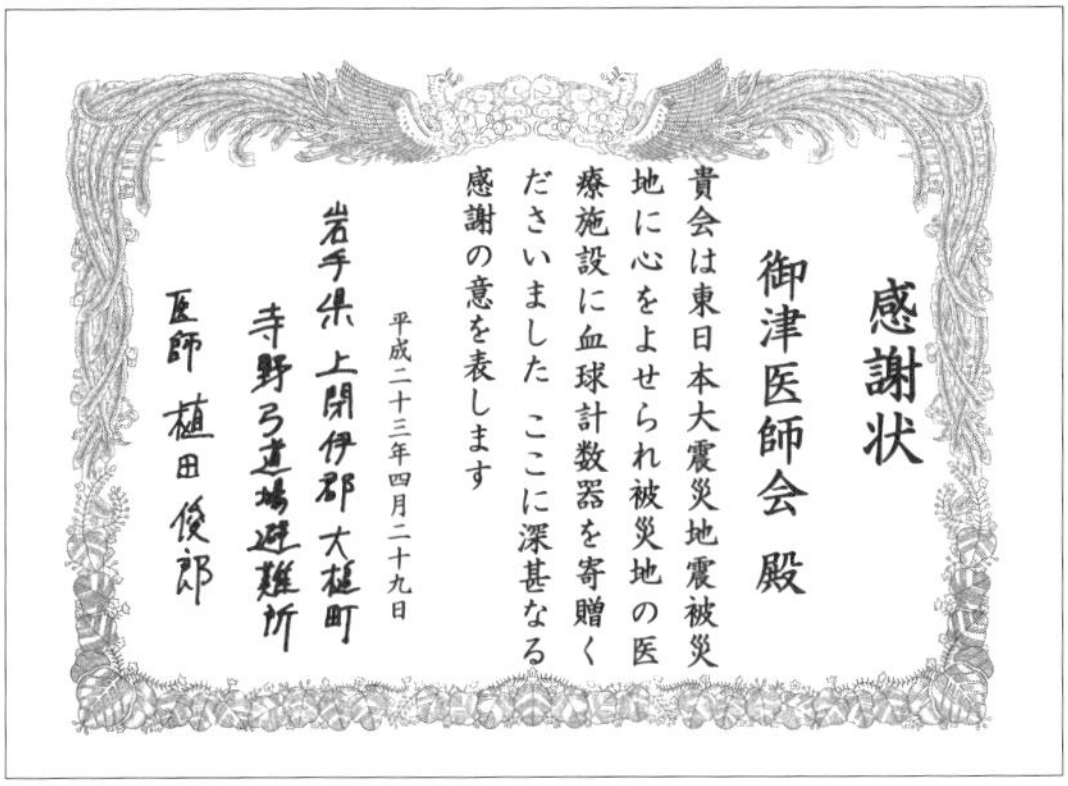
感謝状

御津医師会 殿

貴会は東日本大震災地震被災地に心をよせられ被災地の医療施設に血球計数器を寄贈くださいました ここに深甚なる感謝の意を表します

平成二十三年四月二十九日

岩手県 上閉伊郡 大槌町
寺野弓道場避難所
医師 植田 俊郎

東日本大震災への支援に対する感謝状

人的支援としては、ＪＭＡＴがトータルで一週間ほど医師を派遣する活動に、岡山県医師会を通して、御津医師会から逸見睦心医師（女性、小児科医）が参加した。

また、ＡＭＤＡの関係で菅波医師から要請があり、難波会長が尽力し、自動血球計算装置（約百万円）を岩手県大槌町に寄付した。大槌町では、それまで聴診器一つで診療していたような状況だったので、かなり役に立ったという。

「先に寄付して、後で理事会から承認をもらうということで、大変ではあったのです。大きな組織だと、手順を踏まないといけないんでしょうけれど、うちの場合、何人かで話し合って、『こういう事態だから、後からでも許してもらえるよね』ということでやりました。とりあえず早く届けることが必要でしたから。」

と、岡田事務長が当時を振り返る。

また、日立に掛け合って、ドライケミストリーという化学分析機械を「デモ機」というかたちで貸し出してもらうことができた。さらに、森脇医師が個人的に超音波エコーを寄付した。

第６章　在宅医療の推進と「津高一宮ネット」「みつネット」「円城安心ネット」

北部三町フォーラムの開催

御津医師会が地域住民との対話を考えるようになったきっかけは、一九九六年、三村会長時代に開催された北部三町フォーラムであった。岡山市と合併する前の旧御津郡三町（御津町、建部町、加茂川町）は、それぞれ五千人から一万人規模の町であり、平成に入りすでに四〇パーセントに近い高齢化が進んでいた。

一九九六年一月八日、第一回「御津郡三町保健・医療・福祉フォーラム」が御津文化センターで開催された。九州芸術工科大学の波平恵美子教授の「保健、医療、福祉の原点について考える」と題された基調講演に続き、六名のパネラーによる「御津郡三町における保健・医療・福祉のありかたを探る」シンポジウムが行われた。

続いて一九九七年三月十六日、第二回フォーラムは村田幸子ＮＨＫ解説委員を招き講演、一九九八年三月八日の第三回フォーラムは、「〜安らぎのある地域社会を目指して〜いよいよ始まる介護保険制度」のテーマで四名のパネラーによるパネルディスカッションを行った。

以上の三回の三町フォーラムは、各回ともそれぞれの町と御津医師会との共催で、行政のはたらきかけもあり二百～三百人の参加があった。このフォーラムの開催が、医師会が提案し、その地域で検討が必要な問題を地域住民とともに考えていく場を提供する端緒になった。

一九九〇年頃、御津医師会内では、会内エリアの南北の事情の違いが相互理解の壁になることがあった。二〇〇〇年代になってからも、南部の津高一宮地区は医療機関、介護施設に恵まれている一方、北部の御津、建部、吉備中央地区は高齢化率がすでに四〇パーセント前後でサービスは不足しがちであるが、顔が見える関係があって意思疎通が比較的容易であるという側面もあった。このように、地域によって事情が異なるため、お互いに参考にし合い、補い合える関係が深化しなければならなかった。また、お互いの地区における地域包括ケア体制がさらに進むよう、協力し合う必要もあった。

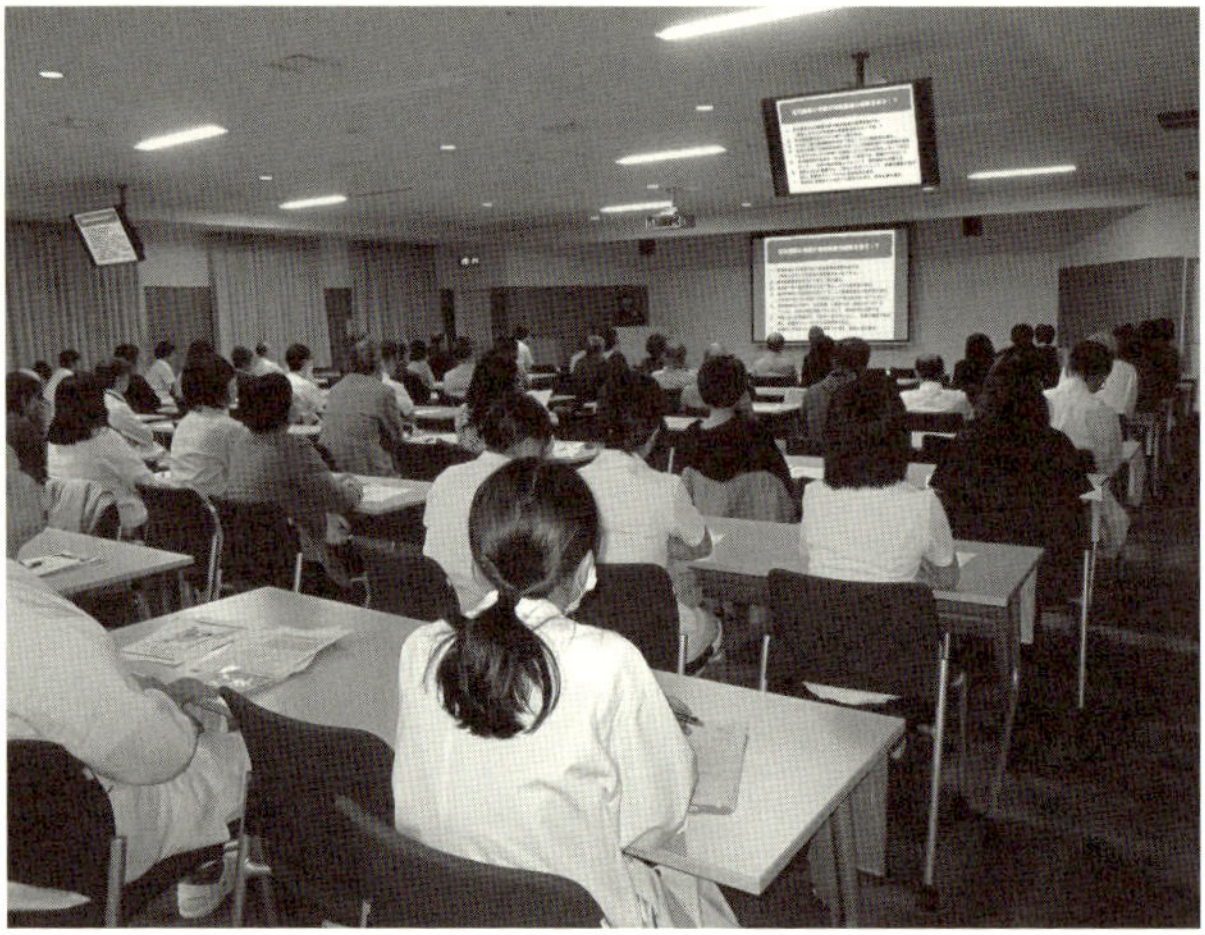

在宅医療／永井先生講演

在宅医療と地域の多職種との連携

今後の地域医療のなかで、ますます必要性が増すと思われるのが在宅医療である。在宅医療を行ううえで、地域の多職種との連携が欠かせない。地域の病院の医師、ケアマネジャー、訪問看護師、薬剤師、介護士、地域住民等が定期的な会合を持ち、「顔のみえる関係」から「人となりが分かり信頼できる関係」になれるよう、地域の医療・介護に積極的に関与することが大切である。御津医師会がこの地域の医療機関、介護機関等、多職種を束ねる地域連携の核になる必要があったのである。

御津医師会は、各地区の町内会長、また民生委員、愛育委員を通して、御津医師会の活動を地域に浸透させていった。その一環として、御津医師会は地域住民を招待してシンポジウムを開催し、地域住民との連携を深め、病院・介護・行政の人々と知り合い、信頼できる関係を構築していった。

二〇一〇年六月十九日、岡山県生涯学習センターで第一回学術シンポジウムを開き、以後二〇一七年末までに学術シンポジウムを九回開催した。

学術シンポジウムのテーマ

第１回	御津医師会『医療現場を守る』相互扶助プログラムと活動内容の紹介
第２回	地域住民・病院・診療所・介護施設等の相互の信頼形成をめざして
第３回	認知症の方を地域でいかに支えるか
第４回	在宅での看取りを考える

第5回	おうちにかえろう～住み慣れた自宅での療養生活のために～
第6回	ときどき入院、ほぼ在宅～地域で支える～
第7回	リビングウィル～これからの私たちの健康観～
第8回	ときどき入院、ほぼ在宅、たまには施設で～生活を分断しない医療をめざして～
第9回	ACP：アドバンス・ケア・プランニング～もしもの時に備えて命の終わりについて話し合いを始める～

第一回シンポジウムは、地域医療に関して御津医師会の計画した各プログラムの内容、進捗状況について説明し、御津医師会が何を考え、地域にどう関わろうとしているのかを地域住民に知ってもらうことが主な目的であった。そのため、①地域医療の原点は「信頼の地域」、②診療所間の信頼、③病院と診療所の信頼、④医療機関と地域住民の信頼形成による危機管理、の四つのパートにわけて報告した。

第二回シンポジウムでは、病院・診療所・地域住民三者間の相互信頼形成をテーマとした。急性期病院の役割、かかりつけ医の役割、急性期・回復期といった病院間の機能分化と連携（医療連携パス）について、地域住民を含め活発な意見交換がなされた。

第三回シンポジウムでは、認知症を地域でいかに支えるかをテーマとして取り上げた。理事会で検討して内容が固まり、またモニタリング会議で地域住民の声を聞き、その意見を反映した。この回も各界五人のコメンテーターからそれぞれの専門分野の貴重な話、意見を聞くことができた。このシンポジウムでは、まず認知症家族の会からの意見・要望を聞き、認知症の医療面・介護面の専門家の解説、また認知症地域連携の実際の様子を話してもらった。さらに認知症サポート医の塚本副会長が、認知症地域連携マップについて話をした。
行政、医療、介護、地域から百七十名を超える参加を得、終了予定時間を一時間近くオーバーした。中でも、真庭市で認知症の地域支援を推進している作本修一医師は、従来の縦割り・縄張りシステムでは困難な中、医師会主導の下に認知症の理解と啓蒙を進め、高校生をも含めた地域ネットワークを構築した経験を講演し、参加者に深い感銘を与えた。

また、シンポジウム終了後、「報告と感謝の集い」を開催した。地域住民、行政、大学関係者、介護関係、病院関係等、多数参加する中、アトラクションでは深澤隆雄医師のギター演奏、難波晃医師、東良平医師の歌唱が披露され、会場は大いに盛り上がった。

第四回シンポジウムは、「在宅での看取り」をテーマに開催した。地域の医療・介護施設等のマップ作りを始める中、今後、地域住民に「在宅医療」を認知してもらうことを目的とし、地域での啓蒙活動、急性期病院とのさらなる信頼関係の構築、医師会内の在宅医療実施機関同士の協力体制の再構築等も求められた。

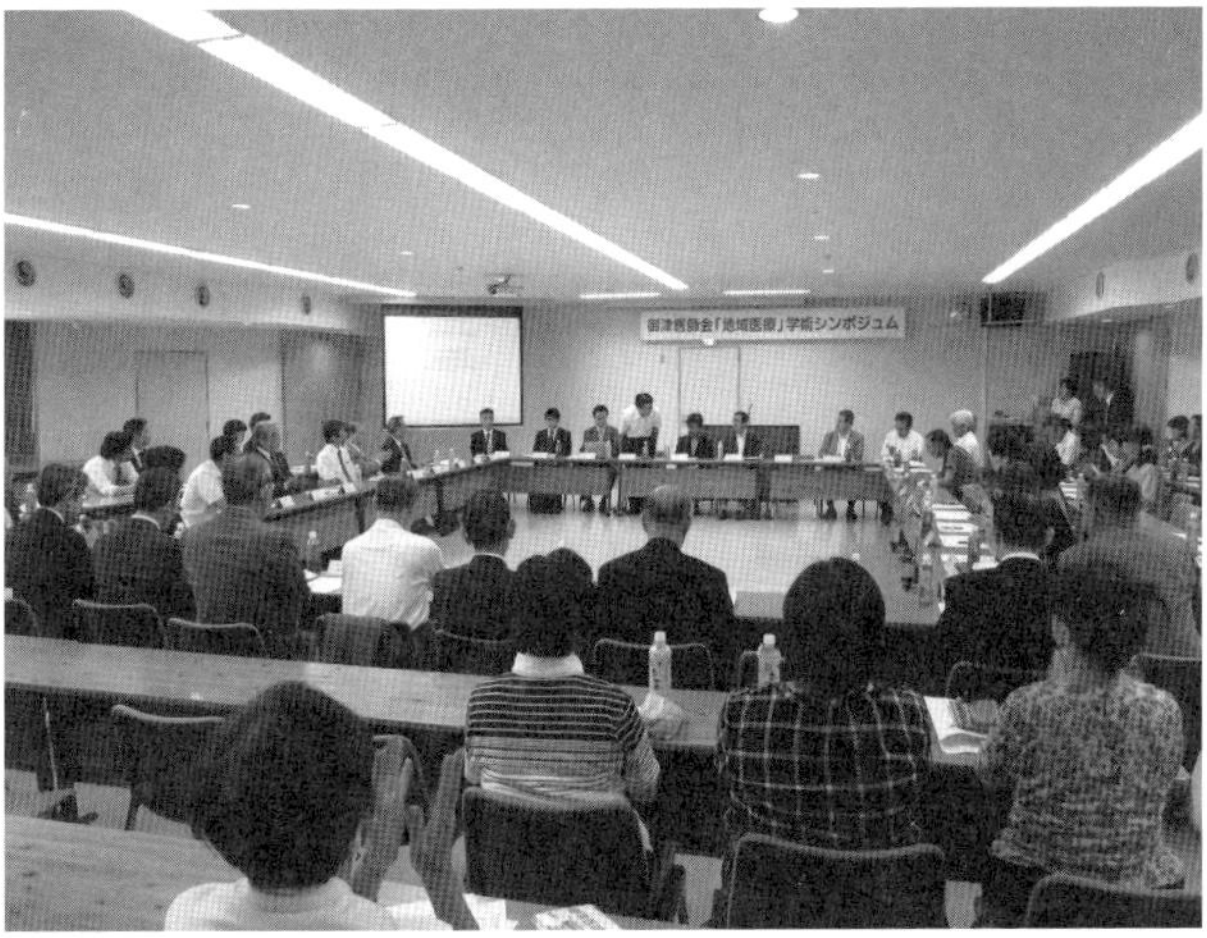

学術シンポジウム

この頃になると、御津医師会は、シンポジウム、「報告と感謝の集い」をはじめとする活動によって、地域住民にも「敷居の低い頼りになる医師会」として認められるようになってきた。

第五回シンポジウムは例年にも増して盛大に行われ、地域住民と「在宅医療」に関する情報を共有することができた。

二〇〇八年頃から、国は現在の医療体制のままでは高齢化の波を乗り切るのは難しいとの考えから、後期高齢者医療制度を導入しようとした。その解決策として地域包括ケアという考えが示され、一つの柱である在宅医療を推進するために、二〇一二年に在宅医療連携拠点事業が始まった。

病気になり障害を負っても「住み慣れた地域で生活を続けたい」いう人を皆で支えようというのが、「地域包括ケア」という考え方である。「地域包括ケア」の推進のためには、医療機関同士の連携はもちろん、介護施設、地域の住民組織、行政との連携も図っていかなければならない。これまで御津医師会で取り組んできたことが、これから本当に必要になっていくという実感があった。

第六回シンポジウムは「ときどき入院、ほぼ在宅~地域で支える~」がテーマであった。地域包括ケアにおいて、支える人、支えられる人、それぞれが覚悟をもって臨んでいく必要がある。このテーマに施設を加え、「ときどき入院、ほぼ在宅、ときには施設で」として、その後の御津医師会の活動の合い言葉とした。

また、これまでの会では、席の配置を対話形式にして発言者の顔が見えるように配慮してきた。それによって、スクール形式では生まれにくい会への参加意識を高めることができた。

第七回のシンポジウムのテーマは、「リビングウィル～これからの私たちの健康観～」であった。今後、複数の慢性疾患を抱えながら、住み慣れた地域で人生の最終段階を迎える人が急速に増えていく。私たちの健康観も変化し、病気を「治す医療」とともに、心身の状態に応じて最大限に生活の質が保たれ、その人の尊厳が守られる「支える医療」が望まれてくる。

終活やエンディングノート、事前指示書などの言葉やその意味するところがある程度知られるようになってきた。しかし、「リビングウィル」という言葉は知っているにもかかわらず、実際に書いているかどうか尋ねると、書いている、あるいは書いたことがあると答えた人は数パーセントであった。リビングウィルを理解できても書かないのは、「まだ先のことだから」、「元気なうちから死ぬことを考えるのはどうか」とか、「具体的な選択肢が分からない、またその結果が想像できない」、「一人暮らしで家族が遠くにいるから」、「いろいろな状況（事故、病気、老衰、がん）で変わると思うから」、「本人に意思決定能力がないから」等々、様々な理由が考えられる。また、書いていても、残された人がその存在を知らなかったり、家族の意向で実現できないこともありうる。

リビングウィルは事前指示書と呼ばれる。この会の冒頭に、御津医師会で自主制作した、「リビングウィル～私たちの選択～」という短編映画を上映し、救急搬送の現場で緊急に延命措置の判断が求められる、という問題を提起した。

このシンポジウムでは、解答や指標を示すのではなく、「こういったことについて普段から家族で話し合い考えておきましょう」という啓発を行うことを目的とし、その点においてある程度成果が得られた。

第八回シンポジウムは「生活を分断しない医療」をテーマとして行った。わが国の医療はこれまで、先進医療の発展を軸に、世界のトップレベルの医療システムを誇ってきた。しかし、急性期や回復期、慢性期といった病床機能の区分を変えても、生活を支える医療や介護の状況が変化しない限り、少子高齢先進国の対応として、世界に誇れる体制にはつながらず、むしろこれまで築き上げてきた財産を失うことになりかねない。今後の医療の発展には、未曾有の超高齢社会を踏まえて、医療を必要とする様々な患者の地域での生活を継続するために、「かかりつけ医」を核とした地域医療や介護体制のあり方が極めて重要である。このシンポジウムでも、「かかりつけ医」を持つことが問題解決につながることを話し、具体的な地域での取り組みを紹介した。

第九回シンポジウムのテーマは「ACP：アドバンス・ケア・プランニング～もしもの時に備えて命の終わりについて話し合いを始める～」であった。意思を記載したものは重要であるが、それだけでは意味をなさないことがある。意思決定の話し合いそのものに意味があり、話し合いを続けることで、状況が変化してもその人にとって最善と思われる医療・ケアが提供される可能性が高いことが知られている。それがアドバンス・ケア・プランニング（事前ケア計画づくり）である。

終末期医療も、終末期の定義そのものが難しく、人生の最終段階の医療という言い方になってきた。高齢多死社会の到来は目前だ。当たり前のことだが、残念ながらすべての病気を治し、亡くなることをなくすことはできない。しかし、亡くなることは避けられないが、準備をしておけば、望む形での最期を迎えられる可能性は増すのである。

学術シンポジウムは、御津医師会の重要な活動の一つとして定着してきている。御津医師会は、この会がその時々の医師会の活動のまとめとなる場として大切にしている。また、行政、教育、医療、介護にかかわる人々の意見を聞きながら、医療・介護・福祉に関する情報を地域住民との対話をもとに、共通の認識を持てる場となるように努めてきた。参加者からは、「テーマに関するいろいろな考えが分かった」、「医師会の先生方の本音の意見が聞けてよかった」などの声が聞かれる。

ワールドカフェ方式の対話

地域の多職種連携のために、ワールドカフェ形式のワークショップ（高齢者を地域で支えるには—終末期を考える）を開催してきた。すでに、大橋医師を中心に、ケアマネ、訪問看護師と「終末期医療を考える」ワールドカフェ形式の会が開催され、多くの「顔の見える関係」はできてきた。

二〇一一年三月三十日に行われた糖尿病地域医療連携意見交換会には、岡山医療センター、岡山済生会総合病院、榊原病院の糖尿病専門医、管理栄養士・地域医療連携室、吉備医師会・御津医師会の会員と、岡山市保健所の松岡医師が参加した。医師会員もプライマリケア医のみならず、眼科専門医も参加した。ワールドカフェの「自由な雰囲気」、「創発的な対話」というコンセプトの中、セッションのテーマは「こんな連携ができれば理想的という期待や夢を話してください」というもので、糖尿病の医療連携、患者指導などで日ごろ感じていることに関して、意見交換が行われた。

二〇一二年八月二十八日には、「どうすればスムースに退院調整ができるのか」というテーマで、岡山市北部地域医療連携意見交換会を開催した。大橋理事の挨拶の後、ワールドカフェ方式で、急性期病院の医師、ケースワーカー、退院調整看護師、ケアマネジャー、薬剤師、保健所医師、市の保健福祉担当者、医師会等々、多様な職種の人々による熱い話し合いが展開された。

これらの会を通じて、参加者を知る、信頼のきっかけを作るワールドカフェ方式の対話の素晴らしさを実感することとなった。そして、地域住民との意見交換会も、ワールドカフェ方式で行うことにした。会に参加しても発言する機会が少ない人が多い中、このやり方では負担なく何回かの発言チャンスがあり、他のグループでの意見も聴くことができるからである。

二〇一二年九月六日、「在宅での看取りを考える」ワークショップが、町内会、介護、岡山市関係者、そして御津医師会の計四十六名が参加して行われた。

病気になり終末期を迎えたとき、「家にいたい」と本人は思い、「家で看てやりたい」と家族が考えても、「介護の負担や仕事の継続に不安がある」「施設に預けるのは経済的負担が心配だ」「病状が急変して、かかっていた病院に連絡を取

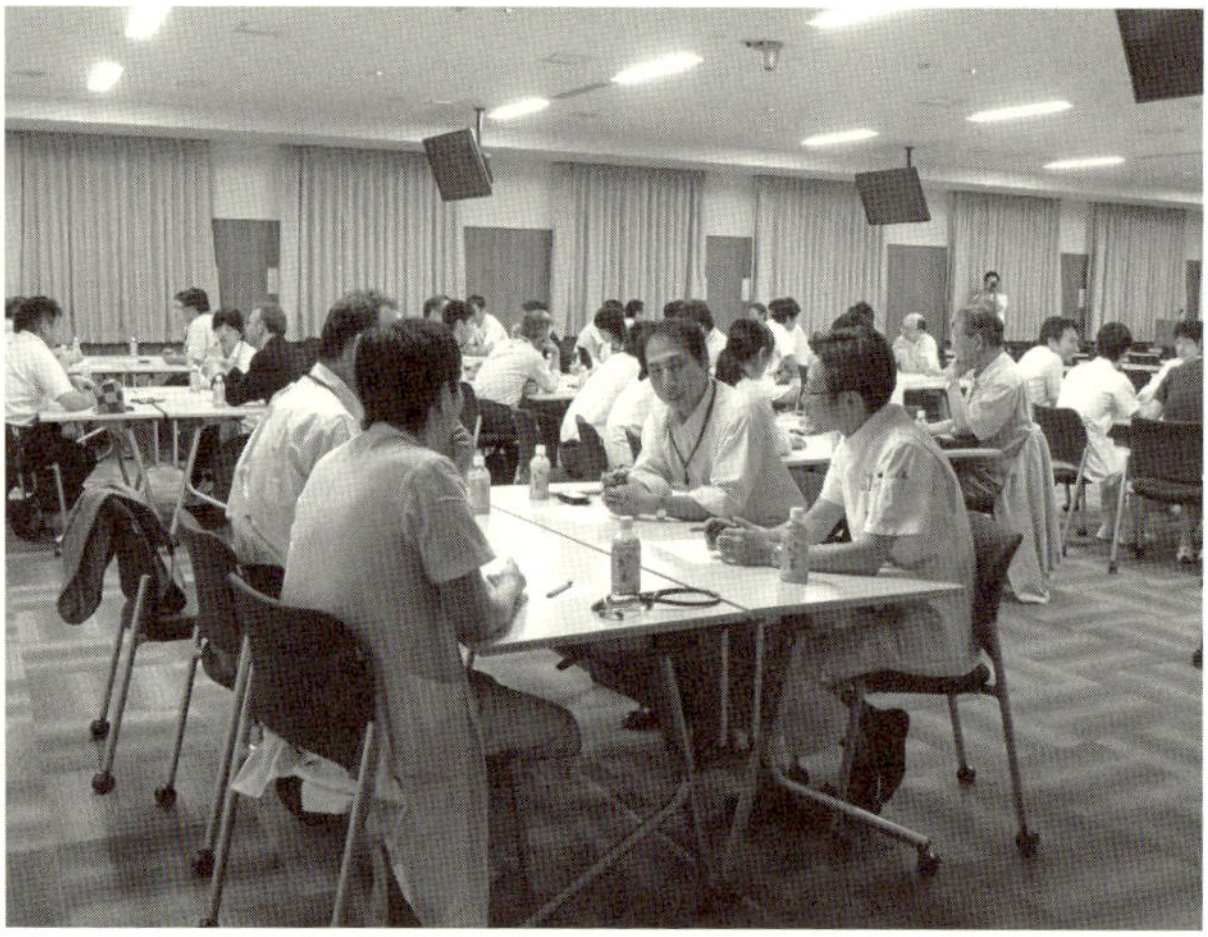
岡山医療センターと意見交換会

ったが、受け入れてもらえず非常に辛い思いをした」等々、住民から体験に基づく多くの意見が寄せられた。

自宅をどうとらえるかについても、「家族、友人が身近にいて、気ままに過ごせるところ」「いちばん住みやすいところ」等、様々な意見を聞くことができた。また、自分の父親が、地域から離れることは「自分の心が死ぬ」ことになると、娘の住まいには移らず、自分の家で看取ってもらったという話も聞くことができた。

この六十年で、死ぬ場所は家から病院へと移り、家は「死」と関わりの少ない場所となってきた。死にゆく過程を見たことがない、死について考えたことがない人が増えている。そして、私たちは自分の身の回りの人が、死や死に場所、死後の扱いについてどのように考えているかほとんど知らない。

「在宅での看取り」をテーマに意見を交わす中で、死に方や、そこに至る生き方を考えることの大切さ、看取るうえで家族、介護・医療関係者、それぞれに覚悟が必要だという意識を共有した。またこの会の中で、「自分は家で死にたい、自分の死にざまを孫たちに見せたい」と覚悟を述べた人もいた。

三つのネットワークと地域住民との対話

二〇一二年秋、御津医師会は岡山県から在宅医療連携拠点事業の委託を受けた（二〇一六年三月終了）。それによって設置された御津医師会地域連携室が中心となって、「みつネット」、「津高一宮ネット」が構築され、多職種連携による情報交換の場として活用され、成果を上げてきた。

地域の医師は、地域住民の多様なニーズ、個人主義的傾向による近隣との人間関係の崩壊などにより、公的な介護・医療サービスのネットから漏れたいわゆる「困難事例」の報告等を、ケアマネジャーから受ける。そうしたとき、行政、警察、消防、救急、民生委員、地域包括センターといった人々にも参加してもらい、専門職による「困難事例解決チーム」を形成できるのは、地区医師会がもっとも適している。

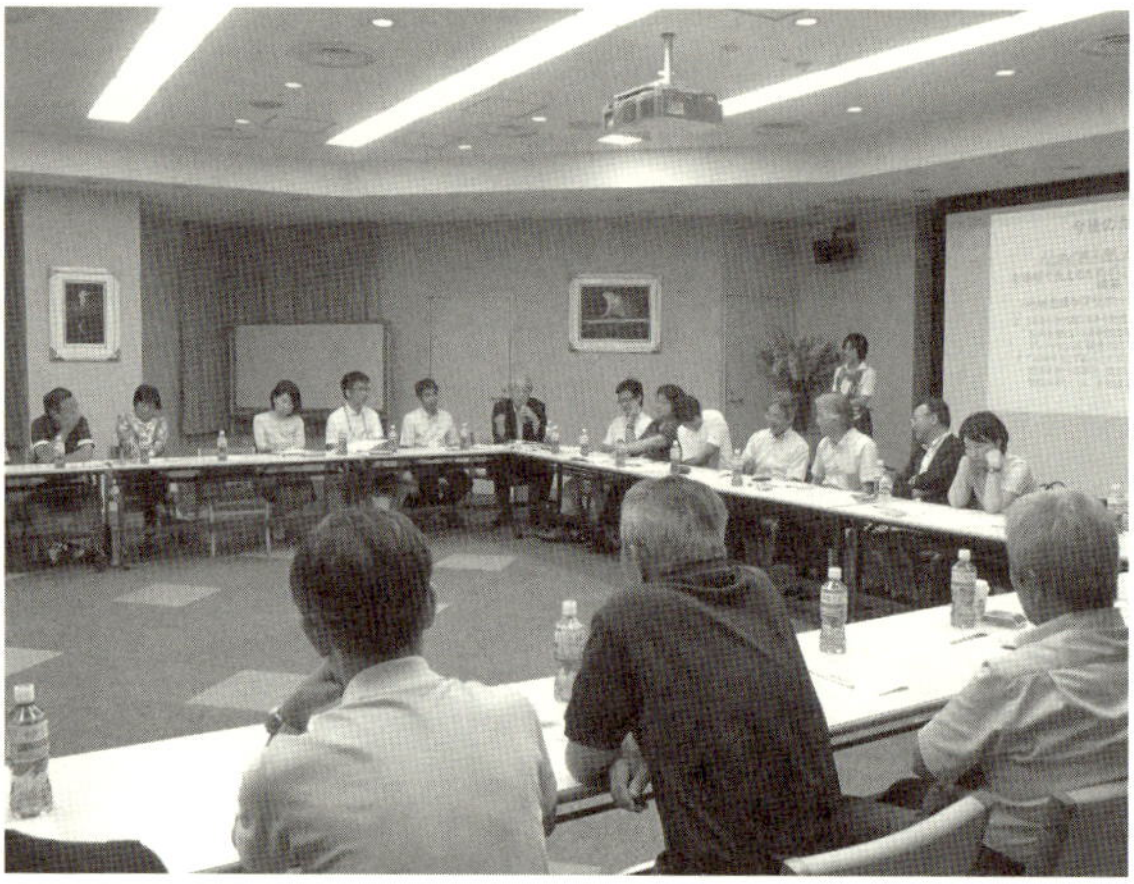

津高一宮ネット

「相互扶助精神」を唱える御津医師会は、医療専門職の集団として、その他の専門職との連携を深めつつ、地域医療に貢献すると同時に、日々の診療を通して、「お互いさま」という地域近隣住民との相互扶助によって支えあう地域づくりに貢献している。

大橋医師を中心とする津高一宮ネット、金川病院院長の大森医師を中心とするみつネット、そして、塚本医師を中心とする円城安心ネットでは、それぞれの地域の住民、医療・介護の多職種が多数参加して、全体会や講演会を開催し、それぞれの地域のニーズをどう解決していくのか考えてきた。

津高一宮ネットとみつネットには、コア会議と全体会がある。コア会議は医療・介護に関わる多職種の人々や、行政関係者で構成されている。全体会は、さらに町内会長をはじめ地域の人々にも加わってもらった。医療介護の多職種と地域住民との「顔の見える関係」が強化され、地域の実情を教えてもらったり、問題点の理解を深めることができた。

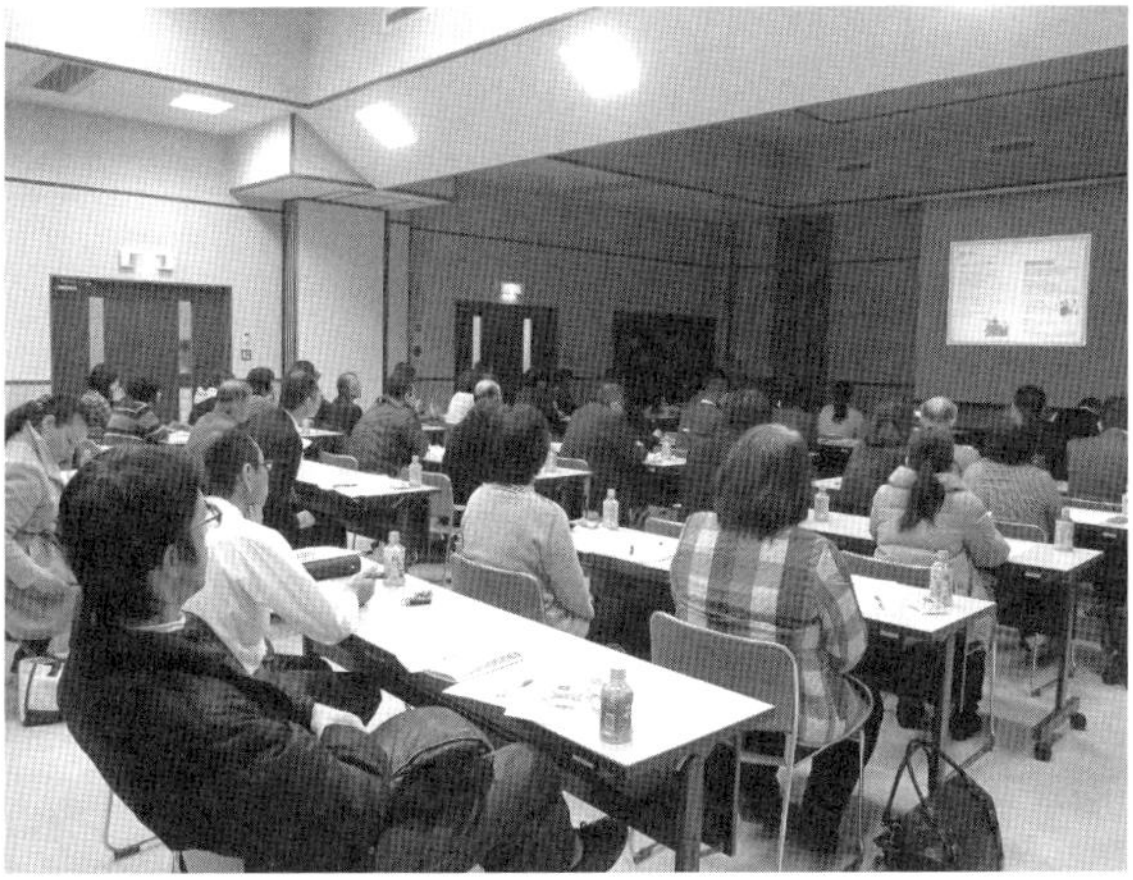

みつネット

第7章　その他のプログラム・取り組み

認知症地域支援プログラム

二〇〇九年八月から二〇一〇年一月にかけて計三回、「もの忘れ外来開設支援セミナー」を行った。

第一回セミナーでは「認知症の早期発見と鑑別診断—うつ病との鑑別も含めて—」をテーマに、御津医師会から十名の医師が参加した。第二回は「認知症にともなう周辺症状に対する対応と家族・介護者への指導」をテーマに十一名が参加。第三回は「実例をもとにした対応事例検討」をテーマに九名が参加。講師はいずれも、きのこ会きのこエスポアール病院副院長の藤沢嘉勝医師が務めた。

また、二〇〇九年十一月二十六日、「認知症の方を支える地域づくりを考える講演会」を、真庭市医師会の作本修一医師を迎えて行い、御津医師会のほか、介護関係者をはじめ町内会関係者ら七十七名が参加した。

作本医師は、認知症になっても安心して住み続けられる地域づくりに精力的に取り組んでおり、真庭医師会に部会を立ち上げ、認知症「かかりつけ医」登録が会員の七割に達している状況や、

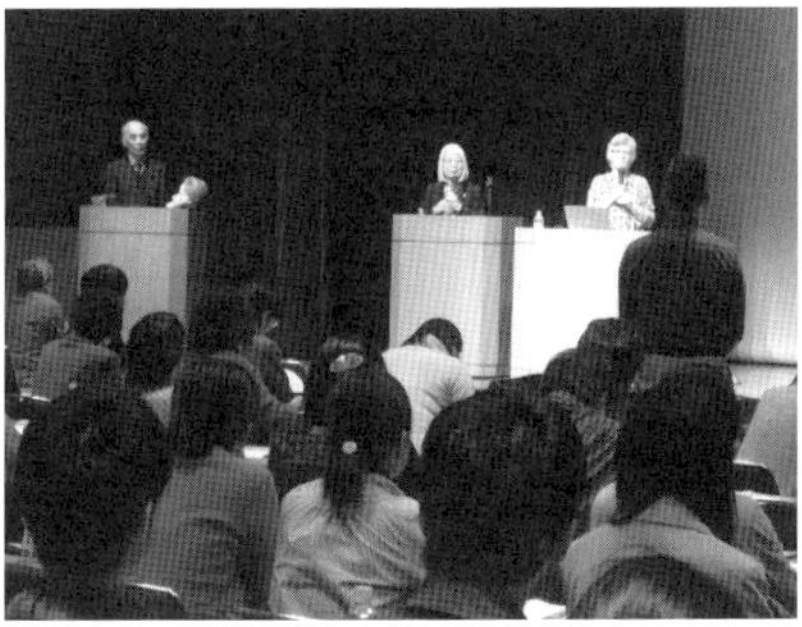

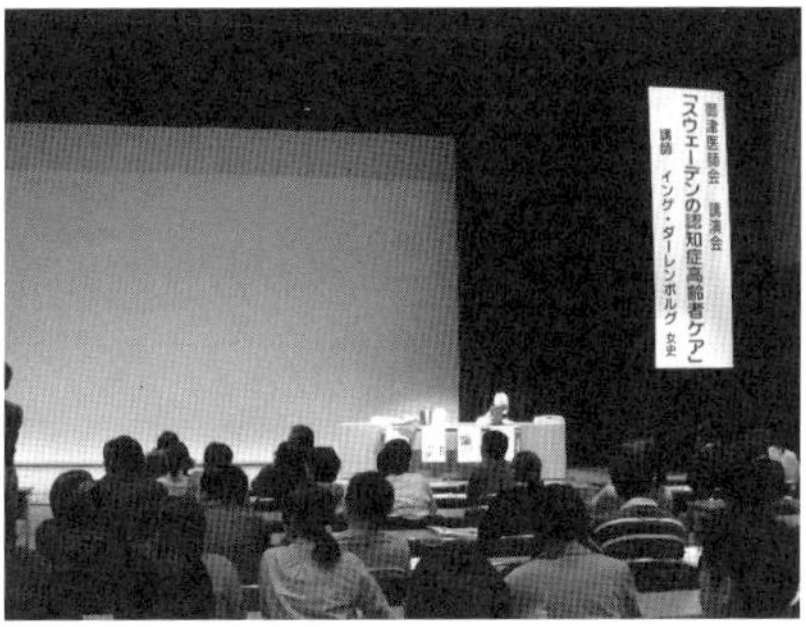
御津医師会　講演会
「スウエーデンの認知症高齢者ケア」
講師　イング・ダーレンボルグ　女史

スウェーデン認知症講演会

「認知症サポーター」の養成を通じて地域での組織作りが進みつつある状況を話した。「認知症サポーターシステム」というのは、一般の人が「認知症サポーター養成講座」を受けて認証を受け、「認知症サポーター」のしるしとしてオレンジのブレスレット（オレンジリング）を受けるシステムである。

また作本医師は、介護保険が始まったときからの課題である権利擁護の問題について、ＮＰＯ法人「こうけん」を立ち上げ、成年後見制度の普及・啓蒙を行っており、個人でなく法人で後見人になることの意義についても強調した。

そのほか、御津医師会では二〇一二年三月二十八日、岡山コンベンションセンターで、スウェーデン大使館の後援のもと、同国で認知症に関する国の各種委員やアドバイザーを務めている作業療法士、インゲ・ダーレンボルグ女史を招き講演会を開催、県内の医療・福祉関係者ら百五十名が参加した。講演では、以下のようなことが述べられた。

高齢者福祉部門の到達目標は、①高齢者が安心して老後を迎え自立して生活できること、②社会が高齢者に優れた医療とケアを提供しなければならないこと、である。

なぜ、認知症診断を受けることが重要なのであろうか？

①認知症になるということは、本人とその家族にとって悲劇的なできごとである。②認知症は長期慢性の病気であり、機能障害を持ちながら十数年を生きる。③認知症の人はどのような症状が現れ、病状経過をたどるのか、病気について知ることができる。④診察することによって、正しい情報とケアを家族に提供することができる。

認知症高齢者へ最高のケアを行うには、①通常の生活を維持するために、個人を中心とした個別ケアをチームで行うこと、②サービス内容は個人個人の自立生活の手助けになるよう考えて行うこと、等の重要性が強調された。

報告と感謝の集い

御津医師会では毎年一回、「報告と感謝の集い」を行い、地域住民、行政・病院等医療関係・介護関係者ら百名以上が参加し、会長・来賓の挨拶の後、乾杯をして歓談、各種アトラクションを披露している。

菅波医師は、「報告と感謝の集い」についてこう語る。

「これは医療機関以外の関係施設、介護をしている機関とか、地域・医療福祉の関係者全員が集まって、お互いの報告と感謝をするというものです。それまでは医師会に対して壁が厚く高かったのですが、これによって少しずつ低くなってきました。医師会が壁を高くするというよりは、ほかのところが医師会を高く見て壁と感じていたのです。しかし、この集いを積み重ねることによって、お互いが患者さんにどうしたらいいのかを遠慮なく話し合える雰囲気になってきました。

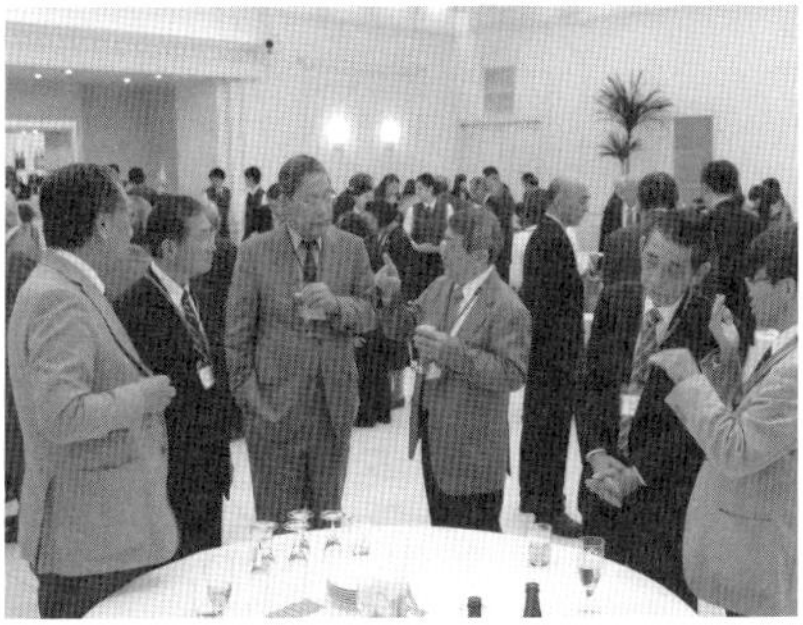
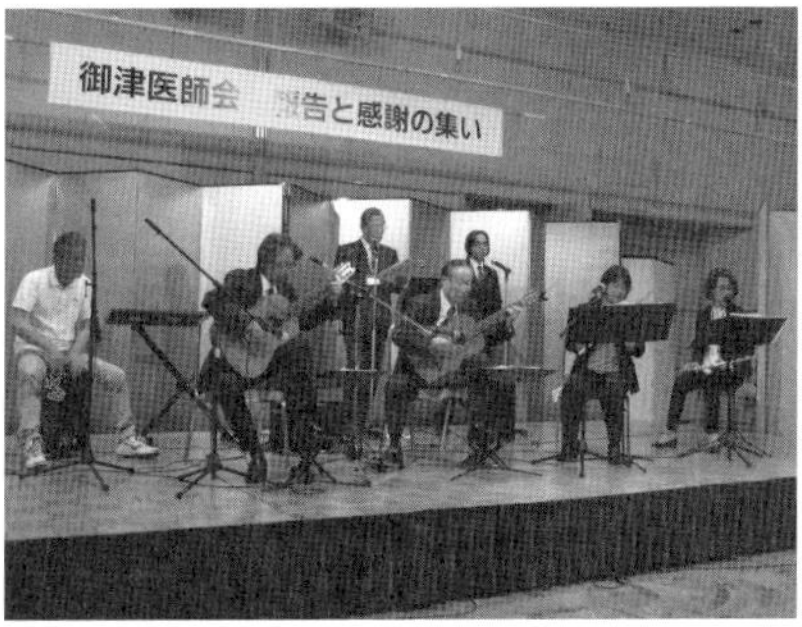

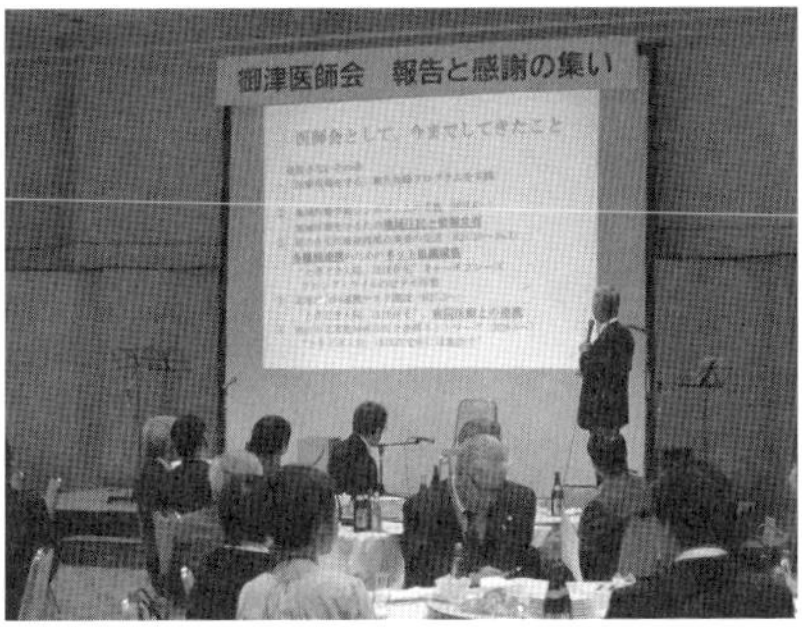

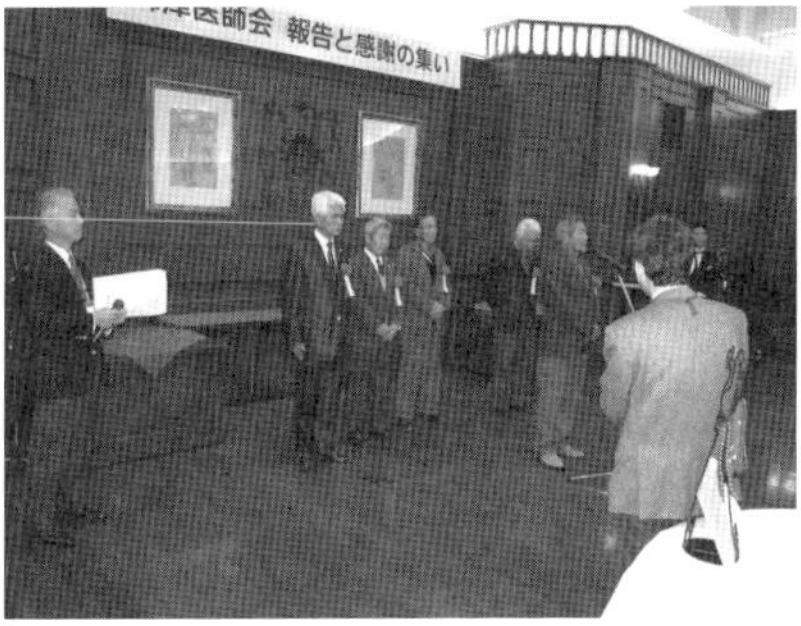

報告と感謝の集い

『報告と感謝の集い』では、感謝をするのは医師会で、医師会がホストです。医師会が、関連するところに感謝をして、お互いに報告してそれを共有するのです。ホストだから、帰るときも医師会員がずらりと並んで、『ありがとうございました』と見送ることにしています。」

故人を偲び想いを語る会

御津医師会エリアにおける地域包括ケアシステムの推進の一環として、二〇一五年七月五日、津高公民館で、御津医師会地域で家族を看取った遺族二十二名を招き、第一回「故人を偲び想いを語る会」を開催した。この会の目的は、①遺族に対するグリーフケア、②在宅医療・介護サービスのモニタリングと質の向上、③地域住民への啓発、④新たな社会資源の構築、である。会には訪問看護師、施設の看護師、居宅看護師らのほか、岡山医療センター関係者ら御津医師会員を含む五十四名が参加した。

超高齢化社会、高齢者世帯や老老介護世帯の増加が著しく、配偶者が他界した後は、高齢者単身世帯となることが予測される。長年の在宅介護・在宅療養の最期には、大切な家族を看取る別れのときを迎え、そのときに生じる大変さとして「お別れまでに感じる大変さ」と、「お別れの後の大変さ」が存在する。「お別れするまでの大変さ」には、主治医やサービス担当者がたびたび足を運び、本人と家族に配慮した意図的な関わりを持つことがある。しかし、お別れの後には、訪問や声掛けの頻度が激減することから、「お別れの後の大変さ」を支えてくれる人が不足している。御津医師会は前年、在宅看取り率六〇パーセントを超える佐久市に「故人を偲ぶ会」の視察を兼ねて訪問した際、岡山でも「故人を偲び想いを語る会」の必要性を感じ、御津医師会の地域で活動する医療・介護の従事者に呼びかけ、開催の準備を進めてきた。初めての試みのため、取り組み自体周知されておらず、会の案内はご遺族に関わった訪問看護師など親しい人から丁寧に伝えてもらった（断る遺族も少なくなかった）。

また、ごく少数だが、回覧した広報紙を見て、「誰にも分かってもらえない想いを聞いてほしい」、「どんなことをしているのか」と直接訪ねて来る遺族もあり、当日、会場は満席で、会は和やかに進行した。

参加した遺族からは、「これまで患者家族会等はあったが、亡くなった後の話を聞いてくれるところはなかった」、「同じ立場の人に聞いてもらえて、私ひとりじゃないと思えた」、「心が軽くな

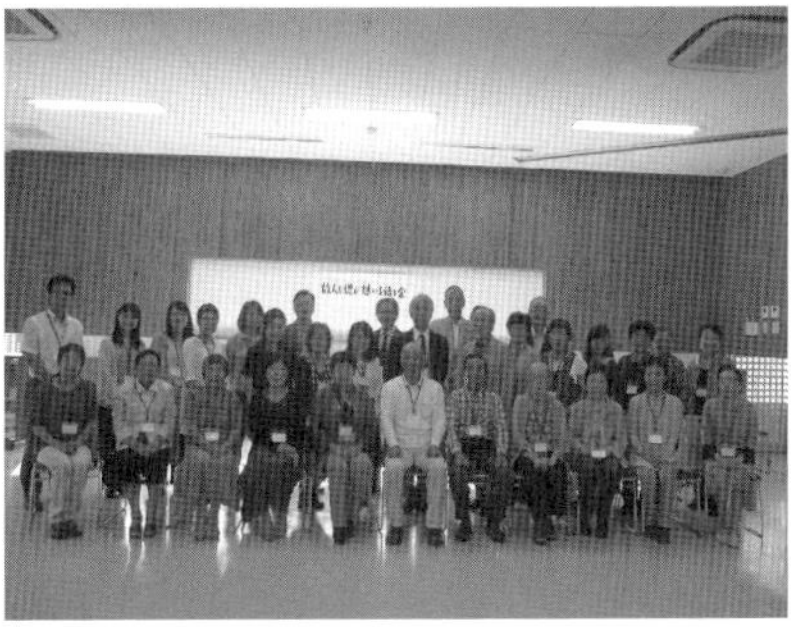
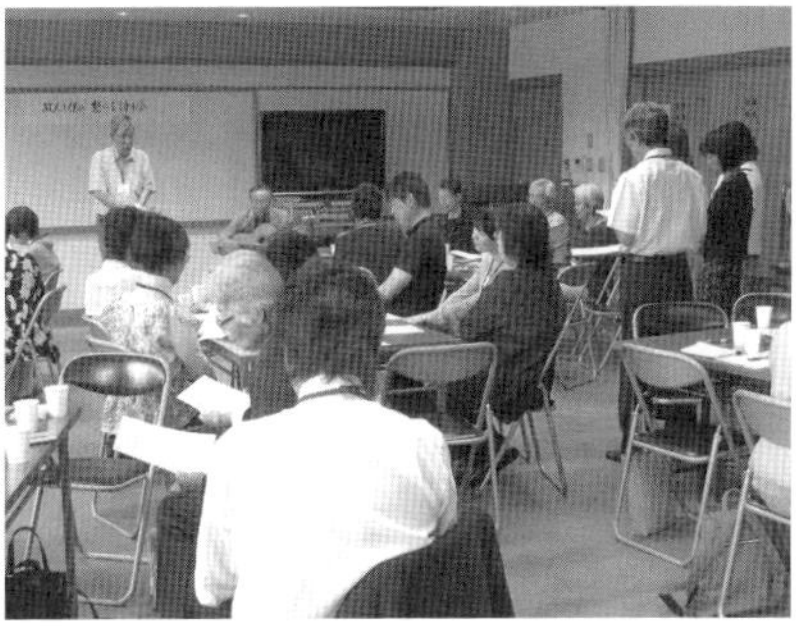

故人を偲び想いを語る会

った」などの声があがり、安心して想いを吐き出せる「場」の必要性と、遺族同士のグリーフケアの有効性を確認できた。また、「最期まで頑張れたのは『自分の親だったらこうする』という医師からの助言と、スタッフの関わりがあり、大切な家族を最期までお任せできたのは、信頼感と安心感があったから」というある遺族の言葉は、在宅支援を行う関係者の心に深く響くものがあった。

二〇一六年九月三日、第二回「故人を偲び想いを語る会」が催され、九家族十一名のほか、三十九名の参加があった。八名席五グループを用意し、それぞれ遺族を囲み話を聞いた。前年参加した遺族も数組来てくれた。

介護していたときの苦労話、訪問看護や訪問介護を利用して負担が軽減されたという話、また、現在の気持ち等を話してもらった。家で最後まで看取ったので後悔はない、という感想もあった。また、愛育委員の一人から、「今後、家族を在宅で看取ることを考えてみる」との発言もあった。

その後、深澤隆雄医師のギターと中山堅吾医師のカホンの演奏に合わせ、難波晃医師のリードによって、全員で「花は咲く」と「千の風になって」を合唱をした。

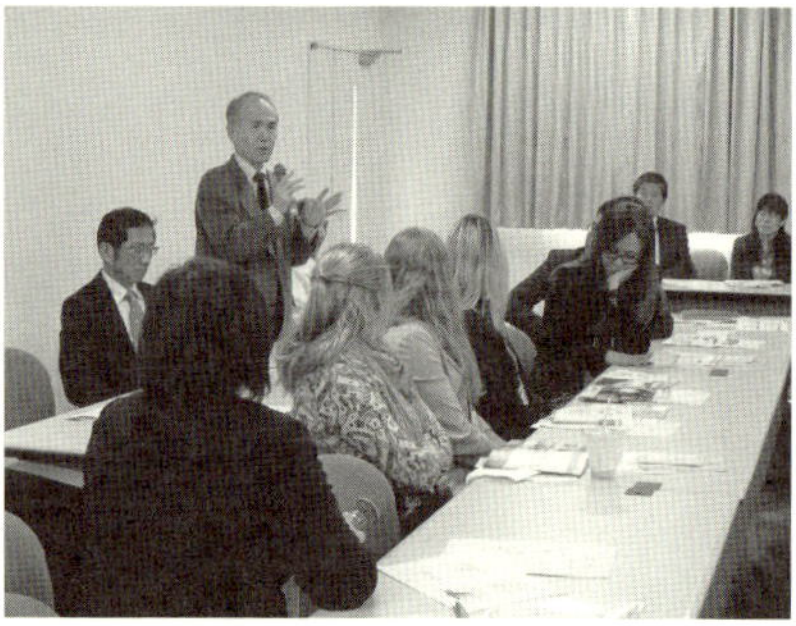
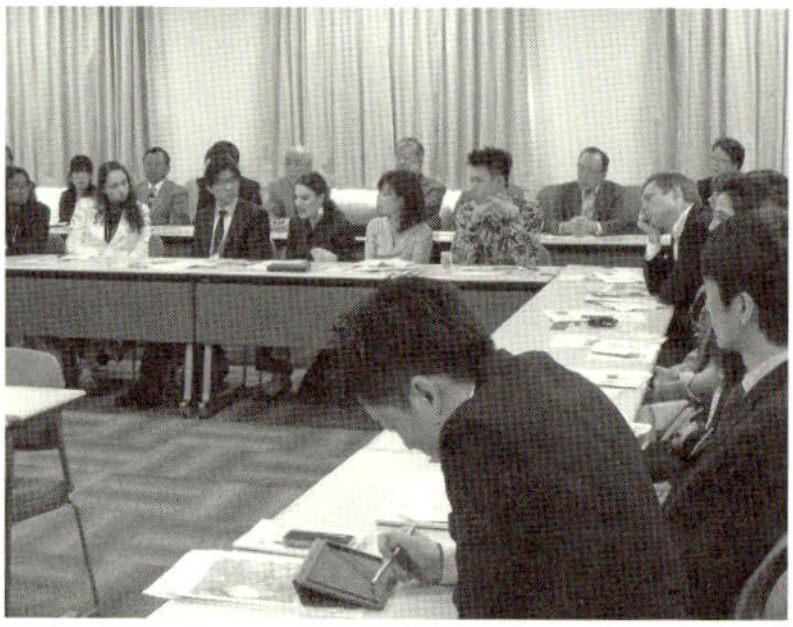

ハーバード大学公衆衛生大学院＆御津医師会合同地域医療カンファレンス

二〇一七年九月三十日、第三回「故人を偲び想いを語る会」が十遺族十名を招き、二十三名の参加のもと開催された。

四つのテーブルに分かれ、遺族の話を聞いた。その後、深澤隆雄医師のギター演奏に合わせ、難波晃、東良平両医師のリードで、皆で「逢えてよかったね」「千の風になって」を合唱した。

ハーバード大学公衆衛生大学院日本人会ジャパントリップ二〇一四の受け入れ

二〇一四年三月十七日、岡山医療センターでハーバード大学公衆衛生大学院＆御津医師会合同地域医療カンファレンスが行われた。

米国ハーバード公衆衛生大学院日本人会主催のジャパントリップ二〇一四「フィールドから日本の高齢者福祉医療を学ぶ」から、各国の留学生を含む学生・研修生等計二十三名による地域医療の見学等の依頼が御津医師会にあった。ハーバード大のジャパントリップは毎年行われており、ＡＭＤＡの関係で菅波医師が、受け入れを御津医師会に打診したことがきっかけだった。
受け入れを決定した御津医師会では、学生らを四～五グループに分けて、在宅医療の現場に見学の機会を提供し、カンファレンスで御津医師会の地域医療における現在の取り組みについて説明し、質疑応答の場を設けた。「身内を自宅で介護する」という習慣のない欧米人には、かなり興味深い体験であったようだ。

リビングウィル―ＤＶＤの制作と「いきたひ」の上映

岡山県から委託された在宅医療拠点連携事業の一環として、御津医師会では「リビングウィル～私たちの選択～」というショートムービーを制作した。連携室の森恵子ケアマネジャーを中心に、津高一宮ネットの専門職と、賛同してくれた地域の役者さん四名、カメラマン二名が制作に携わった。

生前に終末医療方針　御津医師会が啓発ドラマ

（山陽新聞　二〇一五年十月三十一日）

自分らしく生を全うしたい―。そんな願いから終末期医療の方針などを生前に記しておく書面「リビングウィル」を広く知ってもらおうと、岡山市北部と西部の開業医らでつくる御津医師会が啓発ドラマを作った。11月3日、岡山市立市民病院（同市北区北長瀬表町）で開く同医師会の学術シンポジウムで初めて上映する。

ドラマは約20分で、高齢女性が意識不明で病院に搬送され、駆け付けた家族が人工呼吸器の装着など延命治療を行うかどうかの決断を迫られる―という内容。同市内の病院に勤務する医師が実体験を踏まえて脚本を作成し、同市在住のアマチュア劇団員や医師会員らが出演した。

監督を務めたケアマネジャー森恵子さん（51）によると、最近は「最期は延命治療を望まない」「病院ではなく自宅で最期を迎えたい」などと口頭で意思表示する高齢者が増加傾向にある一方で、文書に残していないため、対応を委ねられた家族が決定を悩むケースが少なくない。そんな時に、リビングウィルがあれば判断材料になるという。

シンポジウムでは上映の後に、出席者に同医師会が準備したリビングウィルのひな型を配布。人工呼吸器の装着▽胃ろうなどの栄養補給措置▽水分補給―といった終末期医療を受け入れるかどうかを考えてもらう。

同医師会の大橋基副会長は「国が在宅医療にかじを切る中、これまで以上に一人一人がどんな最期を迎えるかが問われている。自分らしい締めくくり方を考えるきっかけにしてほしい」と話している。

二〇一五年十月十六日、岡山医療センターで「いきたひ」映画会＆講演会を開催し、地域住民・医療介護従事者、岡山医療センター職員等二百名近くが参加した。

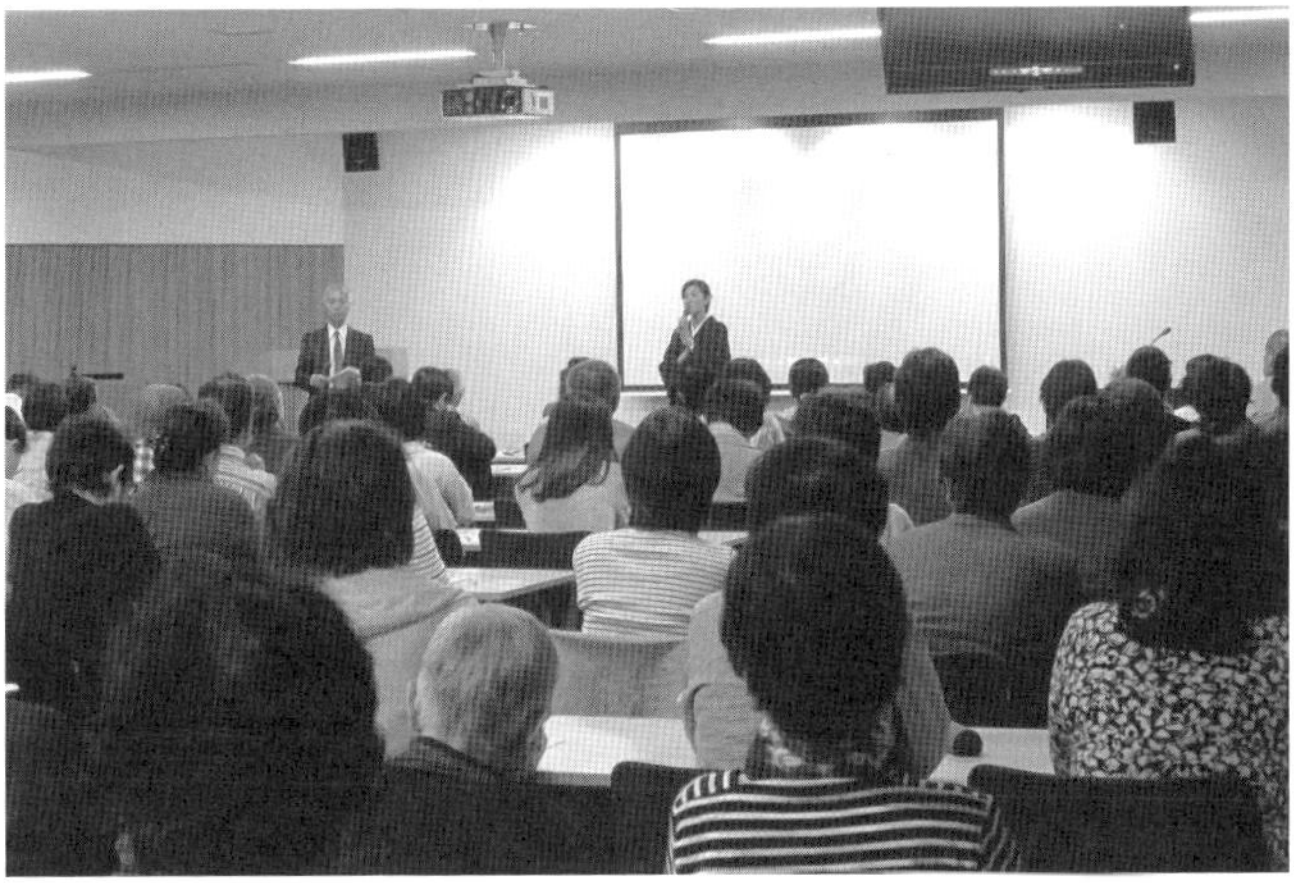

「いきたひ」の上映会と監督の長谷川ひろ子さんの「弾き語り講演会」

会は「いきたひ」の上映会と監督の長谷川ひろ子さんの「弾き語り講演会」の二部構成で行われた。

夜の開催にもかかわらず、隣接する市町村や県外からの参加者も見られ、人生のあり方を考えたり、自身や大切な人の終末期を考えたりと、参加者の関心の高さを感じさせた。御津医師会では、岡山県から事業委託を受けてリビングウィルの啓発に取り組んできたが、単純に終末期の医療のあり方や延命治療についての希望を記す様式としてではなく、「大切な命に向き合い、生きる」、その延長線上にリビングウィルを位置づけていくべきだろう。その一つの契機となるような上映会と講演会であった。

「エンディングノート」上映会と「平穏死10の条件」講演会

二〇一三年七月六日、御津ふれあいプラザで、地域住民、医療・介護関係者等百名以上を集めて、映画「エンディングノート」の上映会が開かれた。

上映会終了後にアンケート調査を行ったが、回収率は八七・二パーセントと参加者の関心の高さがうかがえた。アンケートから分かったことは、実際に自分の最期に向けた準備を行っている人は少数であり、方法も書面に記している人もいれば、口頭で伝えている人もおり、様々であった。

映画の主人公である監督の父親は、自分の余命が分かってから準備を始めたのであるが、やはり死が目の前にこないと準備など考えられない等、まだまだ自分は準備するには早いと思っている人が多いことが分かった。これを受けて、「死」は誰にでも確実に訪れるものだと認識し考えてもらう機会を、今後も提供していくことが課題として残された。

その後、会場を移し、希望者で茶話会を持ち、市民十二名、専門職七名が参加した。映画を観た多くの人が語ったことは、前もって家族と話をしておくこと、いざ自分が病気になってから自分の最期について冷静に考えることはできないと思うから、元気な今のうちから考えて伝えておきたいというような感想であった。

また、映画の中で、監督の父親が葬儀をリーズナブルに済ませたいという理由から、代々信仰していた仏教から改宗し、キリスト教の洗礼を受け、葬式を教会で行うという選択をしたことについては、自分が代々信仰してきた宗教から予算等の問題だけで簡単に改宗することは決断でき

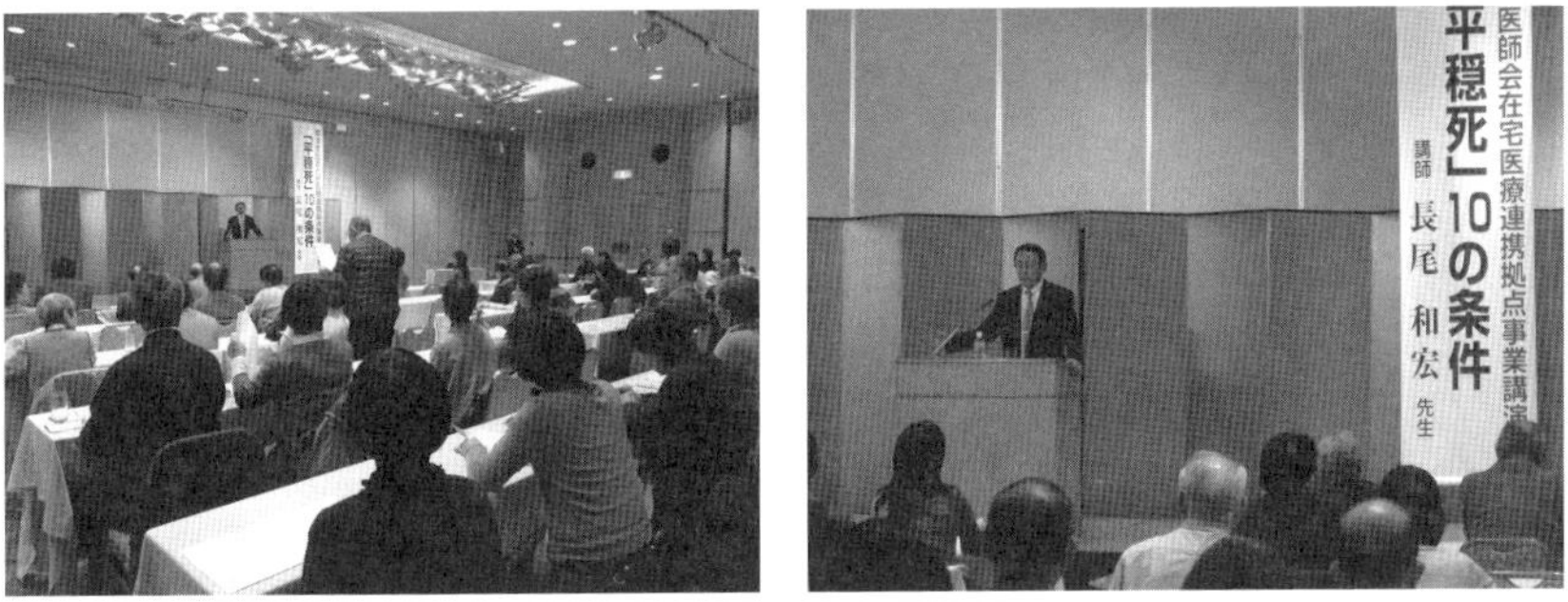

平穏死講演会・長尾先生

ないという感想も語られた。

死について語ることや考えることは一般的には忌み嫌われる傾向があるが、死とは誰のそばにもあるものであり、誰にでも訪れるものである。自分が望む「よい最期」を迎えるために、元気なうちから死と向き合い、自分自身の意思を家族等に言葉として伝えておくことが、自分のためであり、残される家族への思いやりであるということを、多くの人に感じてもらう大変有意義な会となった。

その後、この映画は一宮地区、津高地区、吉備中央町でも上映された。

二〇一三年三月二日、兵庫県尼崎市の長尾クリニック・長尾和宏院長を講師に、岡山ロイヤルホテルに地域住民、医療介護関係者、行政関係者等百名以上を集めて、在宅連携拠点事業「平穏死10の条件」講演会を行った。

この会は、一般市民を対象に、在宅での療養・在宅での看取りなどの在宅医療はどのように行われているのか、自身・家族にとってどのような最期が望ましいのかについて考えてもらうために行われた。

長尾院長は病院勤務医時代に数百名の死を看取り、在宅医となって約七百名の死を看取った経験があるが、在宅で必要最低限の医療介入しかしなかった患者の方が、安らかな最期を迎えられることが圧倒的に多かったという。終末期の濃厚な治療は功を奏さず、むしろ患者を苦しめる場合もある。

食べられなくなったら点滴・胃瘻という考えは少し改められるべきで、体が必要としなくなった水分を無理矢理入れてもあふれるだけで、痰が増えたり、腹水・胸水が増えたり、浮腫が悪化したりと、むしろ状態を悪化させることもある。それよりも、軽度の脱水状態の方が穏やかに過ごせ、あまり苦しまずに最期を迎えられる場合がほとんどだという。

病院は病気を治すところだ。しかし、残念ながら治らない病気、病期は存在するし、人間は皆、最後には亡くなる。治らないとなったときに、病院よりは在宅の方が自分の自由な時間を過ごせ、その人らしく生きられる場合を数多く経験したという。緩和ケアをしっかりやれば、病院、ホスピスといった施設でなくても、穏やかな最期を迎えることは十分可能だ。むしろ在宅ホスピスという考え方で、自宅での療養を積極的に進めている人たちも増えている。

一人でも最後まで自宅で療養することは十分可能になっている。むしろ、家族の希望で病院、胃瘻となる場合がほとんどである。家族、特に一緒に住んでいない家族の、最後くらいしっかり医療を受けさせたいとの考えから、救急車で病院へというケースが後を絶たない。

穏やかな最期を望んでいた人には、ゆっくりとしっかりと寄り添う医療こそが最善の医療のあり方ではないのか。

――平穏死、尊厳死について考えてきた長尾院長が問いかける。

久坂部羊先生講演会

二〇一四年二月二日には、久坂部羊先生を迎えて終末期医療についての講演会を開いた。久坂部先生は、医師であり、『廃用身』などの作品で知られるミステリー作家でもある。この日の講演では、二〇一三年八月に自宅で自身の父親を看取った経験をもとに、「望ましい自然死のあり方～在宅での父の自然死」というタイトルで医師としてまた患者家族としての視点で話された。

参加者からは、「看取りという重いテーマの講演だったにもかかわらず、心あたたまるものだった」といった声が多数寄せられた。

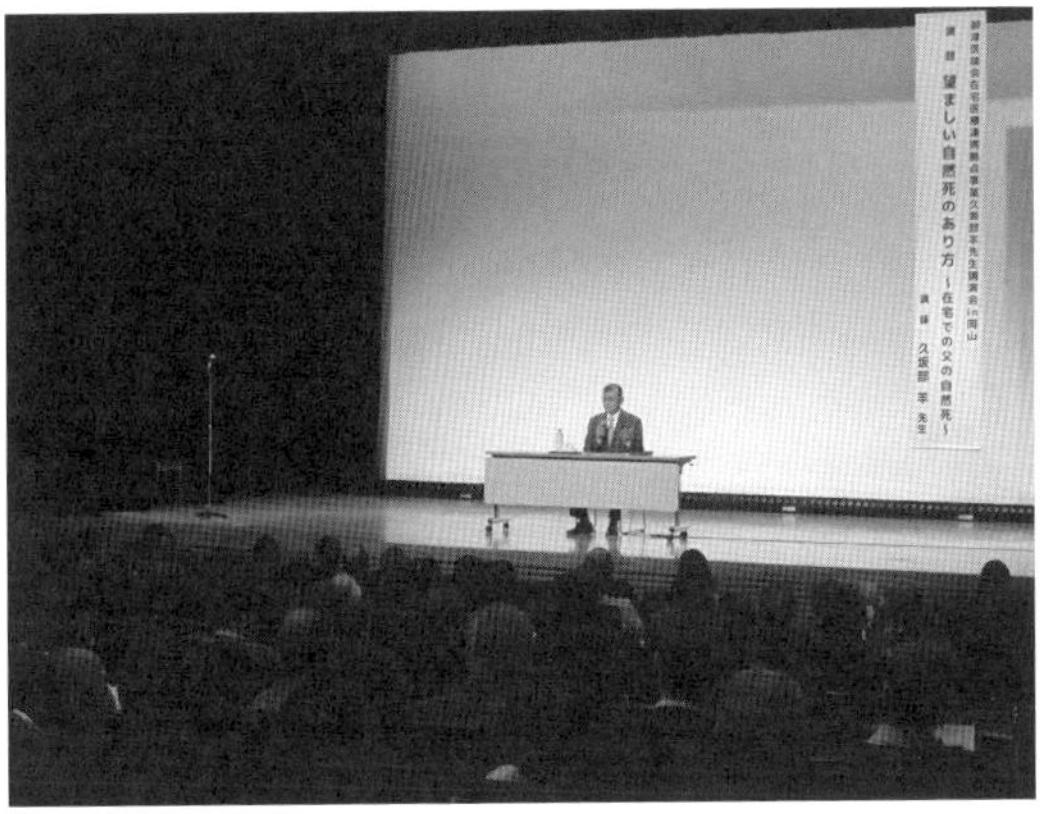

久坂部羊先生講演会

プライマリケア研修医の受け入れ

「プライマリケア研修受け入れプログラム」に関しては、主に塚本眞言医師が岡山大学からの研修医を受け入れ、二週間の研修期間で地域医療とは何かを指導してきた。

生活困窮者無料・低額プログラム

生計困難な人が無料または低額な料金で診療を受けることができるシステムは、例えば済生会病院など大きな総合病院では実施しているところがあるが、それを御津医師会でもできないかということで打ち出されたプログラムだ。

「生活保護の人は医療費は生活保護の中から出ますが、そうでなくて生活保護まではいっていない低収入の人や、生活保護のレベルなんだけれど生活保護を受けていない人が医療機関を訪れたとき、医療機関としてはお金をもらえないわけです。そういう人をサポートできないかということでこのプログラムをつくったんですが、その対象者かどうかの判断は難しいわけです。そこで、町内会長さんにヒアリングしたのですが、そういう情報は実際には民生委員さんが知っていて、町内会長には上がってこないということで、未だ実行には移せていません。」

岡田事務長の話だ。十のプログラムの中で、唯一具体化していないプログラムであり、貧困問題が深刻化しつつある中、御津医師会に残された今後の課題のひとつである。

第2部　歴代会長座談会

「見放さない命」を
「安心して死ねる」御津へとつなぐ医師会へ

【出席者プロフィール（歴代会長順）】

菅波　茂（すがなみしげる）
一九四六年十二月二十九日生まれ
広島県神辺町（現福山市）出身
広島県立福山誠之館高校卒業
一九六五年　岡山大学医学部入学
医学部在学中に学生運動が起こった
一九八四年　岡山市北区楢津に開業
一九八四年　岡山市に国際医療ボランティアＡＭＤＡを設立

灘波　晃（なんばあきら）
一九四七年六月二十八日生まれ
岡山県立倉敷青陵高校卒業
岡山大学卒業
倉敷成人病センターに六年間勤務後、大学の研究室に戻り（四年間）、さらに愛媛県今治市と周桑郡（現在は東予市）周桑病院に勤務。外科が専門
岡山中央病院に四年間勤務
一九八九年　岡山市北区横井に開業

森脇和久（もりわきかずひさ）
一九四九年一月二十九日生まれ
島根県立浜田高校卒業
岡山大学卒業後、同大大学院へ進学
一九八〇～一九九四年　重井病院（倉敷市）に勤務
一九九四年　北区津高に開業

駒越春樹（こまごえはるき）
一九五一年六月七日生まれ
岡山市（旧御津町）出身
大阪医科大学卒業
岡山大学病院第二内科の木村教授の医局に入る。アレルギー性疾患（気管支ぜん息）専門
一九八九年　岡山市北区御津に開業

大橋　基（おおはしもとい）
一九五四年五月一六日生まれ
岡山県立津山高校卒業
鳥取大学医学部卒業
鳥取大学医学部第二内科に入局
その後、倉敷平成病院に三年間勤務
一九九四年　岡山市北区一宮に開業

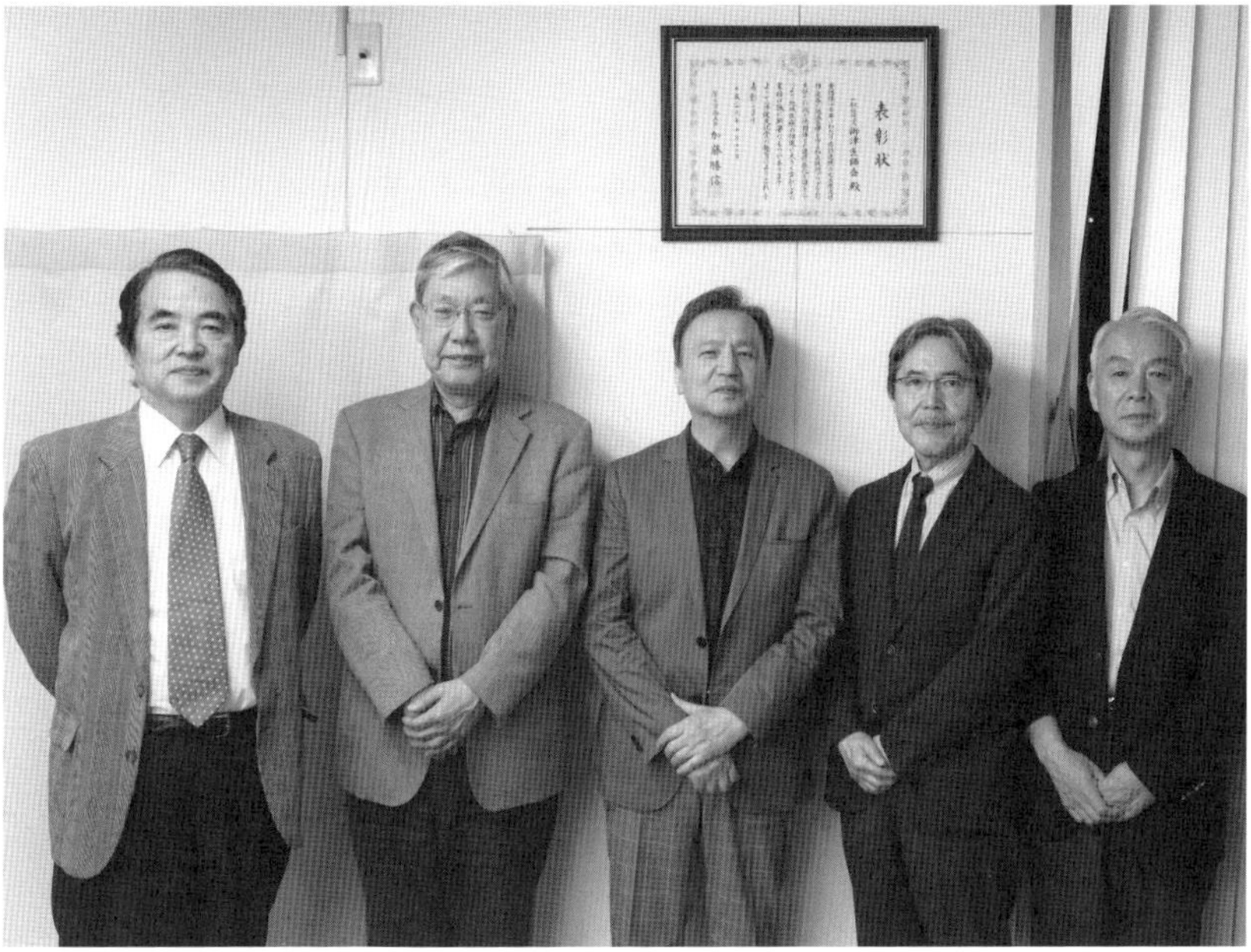

御津医師会の十年

――御津医師会はこの十年間、地域医師会として地域医療の変革をなし遂げてきたわけですが、菅波先生から始まって、歴代会長を二年ずつやっていかれた過程で、いろいろなプログラムができてきました。十年続けるということは、実はなかなか大変なことではなかったのかと思います。最初に、この十年間を振り返っていただき、それぞれどういう十年間だったのか、お話しいただければと思います。

まず、会長をされた順に話をしていただくということでよろしくお願いします。では、菅波先生からどうぞ。

菅波：僕が口火を切り、二年ずつで交代で、とにかく十年続けようということで始まりました。最初から副会長も五人決まっていたし、僕が会長の時には何も問題はなかったですね。

――先生は最初から十年間続けるという計画を掲げて、副会長も五人ということにされたのですか？

菅波：理事が二十人くらいいたかな。それで、全部合わせて、いつも二十六人くらい集まっていました。総会のようでしたよね。

それと、その前がフレンドシップの医師会だったので、ぼちぼち何かしないといけないだろうということを難波先生が言われて、皆さんも「もうフレンドシップだけではダメだ。やはり何か行動を起こさなければいけない」と感じていた。そういう時期にきていたんだと思います。

皆さんも内なる情熱を持っていましたから、出だしは簡単でした。二代目、三代目あたりがいちばん難しかったと思います。そこからスピードがつけば、四代、五代といくんです。

――では、第二代の難波先生はいかがでしたでしょうか。

難波：僕の時は、最初の七項目でしたか、菅波先生が医師会をやっていくうえでの公約というものがありまして、当然その中に災害救急といったようなものもありました。これは自分のテリトリーだろうということもあって、そこから始めようということで、勉強会をやったり、岡山空港の地元の医師会でもあるわけなので、当然最初に駆け付けるべきだろうという気概もありました。

勉強しているうちにいろいろな問題も起こり、医師会は何もできないからＤＭＡＴ（災害派遣医療チーム）の邪魔にならないようにという話が出たこともありましたが、実際に何か起こった場合には、少なくとも地元医師会が最初に駆け付けてトリアージをやるということを念頭に置いて始めました。

菅波：難波先生は、最初はしゃべることが全然ダメだったんです。

難波：今でもダメですけど。（笑）

菅波：でも、二年目からは人前でのスピーチが滑らかになっていったんです。一年目はなかなか難しいけれど、二年目になると人前でしゃべることに慣れてきましたよね。もともとコール・ロータス（岡山大学の男声合唱団）なんで人前で歌うのは大丈夫なんですが、しゃべるのとは質が違うからね。でも、二年目からはうまくしゃべられていたという記憶がありますね。

——では、三代目の森脇先生。

森脇：先ほど十年間と言われましたけれども、僕は十年続くとは思っていなかったんです。菅波先生がまさか二年でやめられるとは思ってなかったもので。

菅波：最初から二年と言ってたでしょう。

森脇：途中からそう言われ出して。ということは、要するに二年交代で会長をやるのかと。でも、二年間ならどうにか頑張れるかなと思いました。自分が十年間続けると思ったらとてもできませんけれども、菅波先生が最初にレールを敷いてくれたので、そのレールに沿っていけばいいのかなと思ったんです。

最初に気になったのは、ちょうど「病診連携」という言葉が出てきたときで、とりあえず病院と仲よくしないといけないなというのが頭の中にあったので、近くの病院に「医師会として病院と仲よくしたいのでよろしくお願いします」とあいさつに行ったんです。その頃は、ちょうど在宅医療を進めるようにという厚労省からのお達しがあったときで、大橋先生がそれに対して計画書を出された。運悪くそれは採用されなかったのですが、岡山県の方でその計画書を見て、御津医師会でやってみなさいということでお金を出してくれることになったんです。それで、私もそれに乗って、病院と連携しながら在宅医療を進めればいいかなと思いました。

そういうことで、具体的にはどうしようかということで、二年間はあっという間に過ぎてしまいました。自分の思ったようにできたかどうかは分かりませんが、十年やろうと思ってやったことはありません。ただ自分の二年間だけを、菅波先生の敷いてくれたレールに沿って、自分の思ったことをやればいいかなという思いでした。

——そういう三期目を見て、駒越先生の時代というのは。

菅波：駒越先生は、できるのに「僕はできん、できん」と言われて、だいぶ手こずらせたな。

駒越：僕はトップで何かするというのは、あまり好きでないというか、後ろで手伝うような立場というのが向いているのかなと、自分で前から思っていたものでして。そういう意味では、最初から副会長をずっとやってきて、そういうところをやっていくというのはそれなりにできたんではないかと、自分なりには思っています。

ちょうど「連携拠点事業」という岡山県からの委託事業を請けていて、そういうものも軌道に乗っているときでした。私の医院は距離的には町中よりはちょっと外れていますから、各種会議などが市役所などであると、距離的に遠くて、それも昼間にあるから、行ったり来たりが大変で、本当にできるのかなという不安もありました。だから、できれば副会長のままでやればいいなと思っていたんですが、二年ごとに交代するということになっていて、「どうなることやら」と思いながらやりました。

実際にはすることがたくさんあって、それをこなしただけだと自分では思っています。ですから、特に会長になってこれをしたというよりは、すでにこうやりましょうと決まっていることをそのまま継続できたので、僕なりにはよかったかなと思っています。そもそも五人で二年毎に交代で会長を十年やりましょうという菅波先生からのお話で、その一端を担ったということでの満足感はありますけれども、実際に何ができたのだろうかとは、いまだに思っています。

菅波：どこまでも謙虚ですな。本当に謙譲の美徳で。だいぶできているんですよ。

――では、大橋先生。

大橋：もう逃げられないというか……。もう収穫期というか、そろそろまとめかなという話で。ずっと八年間、みんな「医師会とはなんぞや」ということを考えてきたんですけれども、答えはないんです。

医師会だからこそできることがある。全国で見ると頑張っている人はたくさんいるんですが、医師会として頑張っているところは本当にあまりない。しかし、行政も個人とは組めないんですが、医師会とは組める。町内会も、「個人とは組むのはどうも……」となるけれど、医師会とは組めると。

国も「地域包括ケア」ということでは、基礎自治体と地区医師会のどちらも欠けてはダメだということで、確かに、そうでないと動かないのです。行政がいくら医者になんとかしろと言っても、もともと変わった人しか開業していないので、絶対に難しい。だから、医師会のほうから声を掛けてあげると動いたことがたくさんあるなというのが、この八年間の実感です。そういう意味では面白かったですね。

できることはいっぱいあって、やってみたら面白いし、声を掛けてみると動くところは動くし、動かないところは動かない。いちばん動かなかったのが医師会員というのがあって、みんな悩んでいて、僕もいろんなことを仕掛けましたけれども、なかなか動いてくれないこともあった。

ただ、これだけ情報を発信したのは……。医師会のホームページをあれだけ更新している医師会は多分ないだろうしね。普通は最初に作ったらそのままで、最初に会長あいさつだけがあって、次に会長が替わるまでずっとそのままでというところが大部分です。ところがうちは、毎月誰かが巻頭言を書いていましたからね。活動報告もきっちりとしているので、あれを見て何も思わないことは多分ないと思うのです。

菅波先生も言われていますが、岡山の人は奥ゆかしいというか、表に出ない人たちが多すぎて困るんです。でも、理事はいちおう今回も十数人が受けてくれたので、それぞれ思っているところはあるんでしょうが、アピールすることがあまり得意ではないというか……。

そういうことで、理事会の運営ということを考えてこなかったという点が、反省点としてあります。今回、僕は会長は退くのですが、理事には残るので、結局はあまり楽にはならないなという気がしています。それで、もう二年間、いろんなことで頑張ってみようかなと考えています。

菅波：やはり何にでも「適正規模」というものがありますね。例えば民主主義ということも、アテネの都市＝ポリスでは直接選挙で、今でもスイスは直接選挙をやっています。しかし、それは人数なんです。これが何十万人になったら直接民主主義というのは難しいから、間接民主主義になるでしょう。
それと同じで、この医師会活動も、地域の人と私たちの間というのは、お互いに顔の見える、あるいは生活基盤を共にしているという適正規模があるような気がするんです。それから離れていくと、理念倒れになってしまう。それだと難しいのかなという気がする。となると、御津医師会というのは適正規模だったのではないかなと思うんです。
――スタートした当初と比べると、今では規模も大きくなって来ているんですよね。
難波：今は大きくなったわな。
菅波：後から編入して入ったきた人たちがついてこれるかどうかというのは、また問題なんです。うちは最初から適正規模で、お互いが顔の見える範囲で、コミュニケーションがあるわけです。十分なコミュニケーションでお互いにやって来たわけです。でも、向こうは長い間そういうことをやっておらず、その医師会内でもあまりコミュニケーションがないのに、ここに入ってこられても、果たしてできるのかなというのは……。
難波：皆さんのコンセンサスでも、前の規模がちょうどいい規模だという話はありましたよね。
菅波：四十ぐらいでしたかね。
難波：それくらいでしょう。

在宅医療と開業医

――今の日本の医療は、在宅で診るというのが中心になってきつつあって、病院はベッド数を減らして、自宅へ帰すという流れに変わっていく中で、地域の開業医の個々の先生方というのは、在宅で二十四時間対応していくということにはなっていないという統計があるというのを読んだのですが、実質的に今の医療の流れと個々の先生方の意識としては、現実的な開きや違いはあるんでしょうか。
大橋：少子高齢化というのは予想されてはいたけれど、現実になってみるとこれまで思っていないことが多か

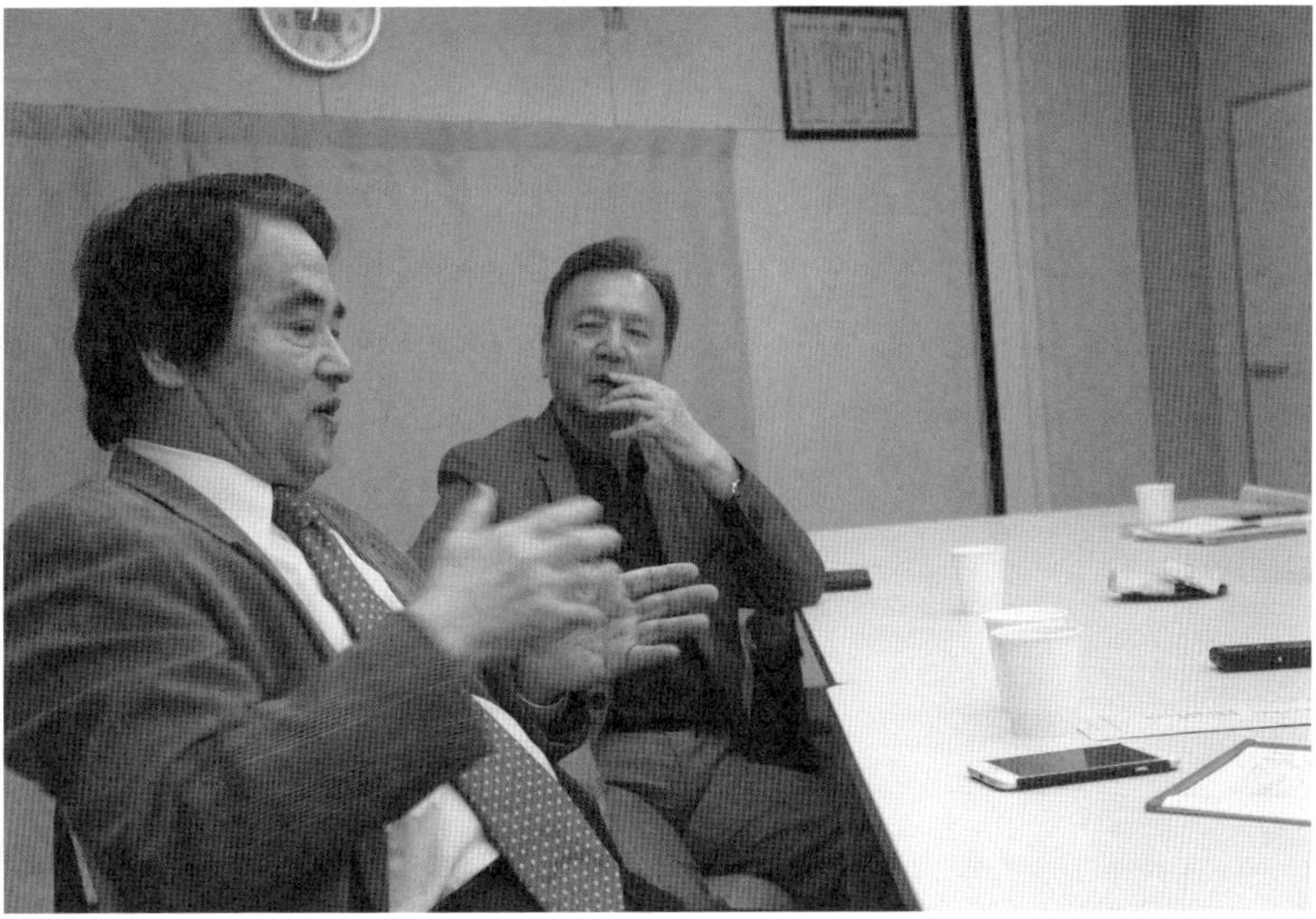

菅波医師（左）と森脇医師

った。

今の（医師を育てる）医学教育というのは、診断して治療することしかやってこなかった。ある年になって衰えて亡くなっていくいうのをどうするかということは、全く誰も教えられていないし、ノウハウがない。アンケートをとると、必ず「家にいたい」という答えです。じいさんにとっては自分の建てた家で、「おい」と言えばすぐに奥さんや娘さんがきてくれるわけで、病院だとそういうわけにはいかないから、家がいいのは間違いないことです。

それで、どうして介護保険ができたかというと、それまでは、奥さんか娘さん、あるいは長男の嫁が最期まで面倒見れば財産をあげるということで看ていた。自民党の代議士はそれでいいんだ、どうしてそんなことに金を使うのかということを言っていた。しかし、いろんないきさつがあって、これだけ核家族化してしまって、老人しか住んでいないとか老老介護という家庭が増えてきて、その人に医療をどうこうするというよりも、食べることと排泄すること、入浴させることが担保されていない限り何もできないわけで、生活支援が大切だということで介護保険が始まった。これは永遠のテーマで、そのままやってきているんです。

もう一つ、開業医は昔は当然のように請われればいつでも往診に行っていたけれど、今やそれをする人がいなくなったということがあります。夜は電話に出ないとかいうのもある。でも逆に、二十四時間オファーがあるかといえば、あまりないんですが、それぞれの人にとってふさわしい療養場所がどこなのかということがディスカッションされていないんです。だから、それを今、うちの医師会では、地域の人を含めて一生懸命に考えているという状況なんです。自分が困った時にどこに行けばベストなのか、地域の方も分からないんです。どこに相談したらよいのかも分からない。

国の方針では「かかりつけ医」である程度全部こなして、そこから専門医へと紹介したらいいという。

何が本当は適正なのかということをきちんと議論していかないと、進まない話なんです。

森脇：在宅医療は、相手は年寄りだということを前提にしていて、国は今は「医療費適正化」ということで医療費を抑えたいから「在宅で看なさい」ということなんだけれども、一方で患者さんも、たとえがんの末期であろうが脳卒中であろうが本当は家にいたい。でも最期はどこかで入院したい、どこかの介護施設に入りたいという人がほとんどなんです。それまでの間は、家で過ごしたい。とはいえ、最期は家族にはあまり面倒はかけたくないという気持ちの方がほとんど。

僕はいつも思うんだけど、結局は、途中までは家で看られるけれども、最後に家で看られなくなったら、その時はどうするかということが、今はいちばんの問題だと思うんです。それを引き取ってくれる場所ということになると、介護施設は高いんです。一人あたり月に二十万弱くらいは要るので、そこまで払える人は少ない。やはりお金の問題なんです。

それで、「じゃあ、最後まで家で看るか」といったら看る方も大変だし、最後を看てくれる安い介護施設ができれば、みんなそこ行くでしょうね。でも、どうしても家で亡くなりたいという方も一割くらいはいるんですが、そのくらいなら何とか対応できる。患者さんはそう考えていても、われわれとしたら一人で二十四時間みるというのは大変なことなんです。年に二～三回くらいあるので、それくらいは応対しますけれども、いつもそういう患者を抱えていると、ぐっすり眠れないこともあります。ですから、すべての開業医に二十四時間連絡が取れる体制にしろというのは難しいことだと思います。

駒越：地域によってもずいぶん違うと思います。日本全体で今は東京とその近郊がこれからどんどん高齢化が進んでいって、その受け皿の病院がないからそれを支えるために「在宅医療」が進められてきたと思うんです。この十年やっている間でも考え方はすごく変わってきていると思います。

僕たちはけっこう田舎で、周りの医者もみんな二十四時間三六五日の対応はだいたいやってきているんです。往診して家で看取るというのが当たり前というような所で僕たちは医者になって、それを引き継いできたというような所と、少し町中という所とでは少し違うと思います。

この十年のうちでも、僕たちも最初は在宅へというところを目指していっていたんですけれども、いま森脇先生が言われたように、ここ何年かは、本当にいざ最期という時に家で看取れるのかというと、だんだん核家族化はしてきているし、家での看護力がなくなってきていて、お金の問題もあって、「最期に死ぬ時はやはり病院で」という方向に回帰していっているような感じがしています。若い医師にこれまで僕たちがやってきたことをそのまま引き継げるかといったら、ちょっと厳しい気もします。

今は岡山市でも、中心部には在宅医療に特化した医者がいて、そういうところはそれなりにチーム医療でやっている。そして、国が目指している大都市圏での医療というのも、ある程度たくさん医者がいて、比較的狭い地域でグループで診ていくという在宅医療を目指しているのではないかと僕は思っているんです。

――現実的なモデルというか、そのスタイルというのはまだ確立されていないんですか。

駒越：というか、それぞれの場所によってそれはずいぶん違うんではないかなと。

大橋：とりあえずモデルはいっぱいあります。しかし、何が適正かというのは、またそれぞれで。

「死の定義」がない日本

菅波：問題は、「死の定義」がないことです。日本の今の医療はできるだけ長く生かすというコンセプトなんです。したがって、僕は老人施設を経営していましたけれど、そこにレスピレーターを入れると使わなかったときには訴えられるんです。どうして使わなかったのかと。だから、最初から置かないんです。

死の定義がないところで、死に近い人を介護するわけです。そこで何が問題なのかというと、死の定義がないところで、どこまでやったらいいのかというめどがたたないわけです。

北欧のスウェーデンなどでは、食べられなくなったらもう終わりなんだという定義なんです。だから、食べられなくなったら、死が近づいているということで皆は納得できるわけです。モンゴルに行くと、歩けなくなったら終わりという騎馬民族の死の定義があるわけです。

ところが、日本には「死の定義」がないから、いつもそこでもめるわけです。医療費がポンと跳ね上がるのは、病院に入って死ぬ間際にいろんなものをいっぱい入れるからなんです。国民として、「ここまでになったらもう仕方ない。ここからはもう死なんだから、もう納めよう」というのがないのです。そのために、「リビングウィル」という延命措置をやめてほしいという書類を個人個人との契約でやっていることに大きな間違いがあると思うんです。つまり、もう少し厚労省と医師会が話をして、これが死の定義なんだというところまで決めてしまえば、無理をしないし訴えられることもないのです。

誰が訴えるかと言ったら、介護している人ではなく、介護していなかった人が来て、「最善の医療をやってほしい」と言って権利を主張するんです。それは相続を巡って、あとの発言力を確保するためなんです。これの何がいけないかというと、個人の意思によって死が定められているというところに問題があるのです。

例えば、イギリスでは、人工透析は六十五歳以上ならもうしませんよとはっきり決めているんです。でも、今の日本だったら、人工透析は九十歳になってもやってくれと言われることがありますが、一人の人工透析を一年間やったら、五百万もかかるんです。それでも透析をしなったら、「どうしてしてくれなかったのか」と裁判になるんです。それで医者も時間が取られるから「じゃあやりましょうか」となるわけです。訴えを避けるためには、できるだけ希望に添った感じでやらないといけないのです。それでお金もどんどん出ていくことになります。ところが、他の国はその点はしっかり定義があって、そこでストップが掛かるようになっているのです。

だから、今までは日本は、医療とはできるだけ長く生きさせるという方向に突き進んできたけれども、これはここで終わりにしようという国民的議論をするか、あるいは厚生労働省と医師会が法律で決めて、ストップをかけるようにしないといけないと思うんです。

僕は老人保健施設をしていましたが、最低でも十五万かかります。これは誰に合わせているのでしょうか。はっきり言いますと、公務員です。価格的には、公務員のための施設なんです。一方、国民年金は六万です。国民年金の人は入れないようになっているわけです。ということは、あの値段設定は公務員のための設定なんです。私は医者ですが、年金はいま月に十三万です。医師国保は掛けていなかったから。ということは、もう入れません。基本的に、入れるのは公務員だけなんです。

森脇：そうなんですか、僕は初めて聞いた。

難波：公務員優先ですわ。

菅波：公務員の年金額を基準にやっているんですよ。私の後輩が厚生労働省へ行っていたんですが、「僕らは開業医に比べて給料が少ないですから」と言うので、「嘘を言うなよ。死ぬまでの生涯給与ということで考えてみたら、君たちの方が多いだろう」と言ったら、黙ってしまいましたよ。辞めた後の年金が彼らはいいわけなんです。つまり、あの金額設定は国民全般のためではなくて、金額的に見ると公務員のために作られているということなんです。

森脇：一律十五万ですよね。たいていそうです。

医療と「看取り」

――話を戻しますが、患者側からすると、病院から自宅に戻って地元の開業医の先生方に診てもらいながら余生を送るというイメージの医療制度に移っていっているんだけれど、死をどう定義するかという問題を含めてなかなかスムーズにはいかない。そういった中、御津医師会では、地元の人や介護・福祉関連の人たちとの連携によって、今や理想的なスタイルができてきているのでは？

菅波：何においてもそうなんですが、例えば災害が起きた場合に助けに行くのはいいけれど、いつ引き揚げるかという「出口がないままに突入」したときは悲劇なんです。人が困っているからといって助けに入ると、帰れなくなってしまう。つまり、物事をやり始めるときには、出口を決めておかないと悲劇が起こるんです。地域医療をみんなでやっていっていいんですけれども、いつまでこの人を診ないといけないのかというのが決まらずに入ると、強硬論者がそのイニシアチブを握ってしまうんです。日本でも、戦争中には本土決戦を唱えていた軍部が最後までイニシアチブを握って、そうでない者はやられてしまったでしょう。そうなると、「患者さんは死ぬまで診なければいけないんだ」とか、「人間として……」という話になってしまって、みんな引けなくなってしまうんです。だから、ここまでという出口をみんなで決めて取り組んでいかないと、出口の見えない運動というのは最悪なことになってしまうと僕は思います。

大橋：いま厚労省は、人生の最終段階の医療のガイドラインというのを作っているのです。ホームページにはちゃんと出しているんですが、知らない人が多くて。

菅波：もう一つの問題点として、日本では宗教者が死に立ち会わないというのがあります。アメリカなどでは、死ぬ人に対して、牧師さんとか神父さんが入っています。そして心の準備をさせます。でも、日本ではお坊さんはそれを拒むのです。医者はいつまでも延命するという教育しか受けていませんから、死に向かう人に心の準備はさせられないのです。だれがこれをやるかなのです。これは宗教者の役割なんです。ですから、宗教者と医療がもっと協力してここのところをやるということにならない限り、医者はあきらめさせることはできません。

――やはり医者だと無理ですか。

菅波：そういう教育を受けていないから、無理です。

大橋：いや、そんなことはなくて、現実問題としてやっていますよ。話し合いの中で、「人生の最後はどうしたいのか」という話は、僕は毎日しています。ただ、家族のコンセンサスがなかなか得られないのです。

本人と医者との間とか、実際に介護している人の間ではコンセンサスは得られているけれども、遠くに住んでいる親族とかが最悪で、みていない人が来て権利を主張するだけでなく、今までみていなかった自分の負い目から、このままでいいというのに「すぐに救急車で病院に連れて行って最高の医療を受けさせなければ」と口を出してくるんです。家族も「命が大事だ」と言われたら、打ち消せないわけですよ。

病理解剖についても同じようなことがあって、了解を得ていたのに、それまで来たこともなかった娘が、突然「お父さん、かわいそう」と言ったら、それでもうアウトになる。そういうのはみんな経験しています。そういう場合、どこまでするかというのは、なかなか難しい問題です。

――テレビドラマなんか見ても、「一日でも長く生きてほしい」という家族愛の話は多いみたいですが。

大橋：でも、実際にそばについている人は、本人にとって何がいちばんいいのかということをずっと考えて介護をしているわけで、「行ってみたら冷たくなっていたというのが、ある意味、苦しまなかったということでいちばんいい最期かもしれませんね」という話をしているんですが……。

菅波：もっといけないことは、人のお金を使っているという意識が全くないことです。すぐに裁判沙汰にして、補償しろということになる。これは最終的には税金なんで、皆が払っているお金が帰っていくことなんです。つまり、訴えを起こしたら、結局は人の金を使うことになる、長生きしたら人の金を使うことになるんだという、「人の金を使っている」という意識がなくなっているんです。これは福祉国家の弱点なんです。お金はあるんだからしてくれということになるんです。「最高の医療をしてくれ」と言われたときに、その人に「そうするとお金はこれくらいかかることになるので、そのうちの何割かをあなたは負担できますか」というお金の話をしていないでしょう。

大橋：したら、だいたいはあきらめる。アメリカなんかの場合はそれをするので、だいたいはそこでストップになります。

菅波：厚労省は、お金の話を出すよりは、仕組みを変えてお金が出ていくのを減らそうということでお金の話は隠しているので、よく分からない人は遠慮なく当たり前と思って他人のお金を使っていくことをするんです。もう正直に、いろんな人がお金を出し合って世の中は成り立っているんだという仕組みを伝えていかないといけないですよね。

また、最近では、海外の人が日本にたくさん来ていて、当然のように生活保護を受けていますよね。これは皆が積み立てたお金なんだということをちゃんと言わないと、権利だからということで、かなりの数の外国人が年金を受けていますよね。お金に対する礼儀とか作法ということ、日本はもうそんな豊かではないんだということも教えていかないといけないなと思いますね。

シンガポールや香港なんかに行くと、給料も日本よりは高いです。もう日本は落ちてきているのに、それを日本人は自覚していないんです。なのに、昔と同じ要求をするんです。そういうことも含めて、みんなが認識を新たにしていかないとだめでしょうね。

まとめると、日本人もお金に関する作法ということをもう一回考え直さないといけないだろうということと、宗教者がもっと「死」ということに関わっていかないと……。臨終の場に立ち会うことがないんですよ。これに出してあげないといけない。

――亡くなった後ですからね。

菅波：でも、亡くなる前に、家族が心の葛藤をしているときに、魂の専門家が入っていって、皆の気持ちを楽にしてあげるということをやらないといけない。今はそれを全部医者がやっているんですが、医学教育にはそういう課目はないんです。だから、あとは大橋先生のように、自分で勉強して家族に話しているわけです。でも、それは本物の宗教者の話とは違う。

そういうことでは、金銭的にももう限界に来ているし、最後の場に宗教者という専門家に入って来てもらい協力していかないといけないだろうから、御津医師会は、今度はお寺さんと教会などの宗教者と一緒に組んで、「終末期」をどうやるかを考えないといけないですね。

御津医師会のすごいところは、亡くなった後、みんなが集まって「故人を偲ぶ会」をやるということです。ですから次は、その前のこともやったらいいですね。

森脇：先生、それはベッドサイドの看取り士。

大橋：「看取り士」というのは職業ではないんだろうけど、そういう人がおられる。島根で始めた人が、この辺に引っ越ししてきて始められている。

森脇：がんの末期の人が、亡くなる前に行かれて、「大丈夫です」といいながら抱きかかえられるという。

――その「看取り士」というのはどういう方なんですか。

（注）「日本看取り士学会」柴田久美子会長、岡山市北区横井上

駒越：宗教家ではなくて、個人で始められて、看取りに関して援助者をつくって、それで死ぬまでのところを手伝っていく……

大橋：コーディネートというか、要するに、亡くなるときに誰かがそばにいるという。最後の最期に人が亡くなる時のエネルギーというか、そういうものがあると。

森脇：以前、テレビでがんセンターだったか、患者が亡くなるときに看取り士を呼ぶシーンを放映していま

したね。

大橋：そうそう、それを始めた人が、この近くに居を構えているということで、山陽新聞の終末期の話題に出ていたこともある。

――先生方の患者さんで、そういう方を亡くなるときに呼んだというのは？

森脇：それはまだありません。

――そういうのは、先生方からみて、どうですか。そういう人が終末期の段階でいると、医師としては助かるんですか。

駒越：僕はそういう人がいて満足できるなら、それがいいかなと思います。でも、それが絶対に必要なものだとまでは思いませんが。

――文化としてそういうものが広がってくれれば、さっきの菅波先生の話ではないけれど、それはそれで意味があるのではないかなと。

駒越：看取り士の方と一緒に家族の死を看取った人の話だと、満足感はずいぶん高いようで、子どもさんや配偶者の方も満足しているという話でした。それがうまくいけば、いいと思う人もいるだろうなと思っています。

菅波：新しい職業ですよね。

森脇：「周産期学」に対して「周死期学」とか。要するに亡くなるとき、どういう生理状態、どういう精神状態になっていくかということをみんな勉強しないといけないということを、お坊さんでありながら医者である対本宗訓《つしもとそうくん》という人が本を書いています。

――そこまで医者に求められているんですかね。

森脇：医者にそこを求めているのかどうか……。ただ、医学生の時代にそういうことを教育しないといけないということは、最近言われていますね。

菅波：それは一つの結論ですね。いつまでも生かすという一方で。

――この本のテーマは、「見放さないその命」なんで。

（笑）

医師会として議論すべき「死の定義」

菅波：結局は、幽霊の存在を信じますかということころから始まるんです。幽霊を信じるということは魂は不滅ということなんです。私たち医者は、肉体に関してはとことんやるけれども、魂に関しては、そこはその専門家と組まないといけませんねという話の前に、「あなたは幽霊を信じますか」という質問がきます。そんなものは信じないというなら、それはそれで終わったらいいんです。でも信じるというなら、医者は肉体についてしか学んでいませんから、そこから先の話は専門家がいたらこなして下さいという話になりますね。

森脇：本当に在宅医療を進めたいなら、「死の定義」について全国民からコンセンサスを得ないといけないですよね。そこでみんな矛盾を感じるんですから。最後になって入院させようかという話になるんで、そこさえきちんとしていたら、ものすごく楽になるんです。そうしたら、二十四時間連携していなくても、「亡くなりました」「じゃあ行きます」でいいわけです。

大橋：僕なんかが続けているのは、多くはそうなんです。ついている人がよく分かっていると、夜中の二時、三時に亡くなってたけど、どうせ先生は寝ているだろうからと、朝の九時になって電話してくれるんです。そういう人が増えてくれれば、問題はほとんど解決です。それまでどれだけ積み上げてきたかということなんです。

菅波：クリスチャンの葬式は明るいんですよ。天国へ行くんだからということで、みんなで拍手ですよ。マレーシアで経験したんですが、明るくて、日本のように誰も泣いていない。この人は天国に行ったんだから、いいことなんだと。

大橋：かつては大往生だったら、近所の人が集まって酒を飲んでいましたよね。僕が学生だった頃に祖父が死んだとき、どうして近所の人が来て酒を飲んでいるんだろうかと理解できませんでしたが、開業した年に九十七歳で祖母が亡くなったときは、もう順番通りの大往生で、別に何を悲しむこともないというのがあって、この二人のことでよく分かりました。

昔は、日本はそういう文化だったと思うんです。逆に子どもが先に死んだ場合などは、誰もそんなことはしないわけですから。ここ数十年で、日本は死ぬのも生まれるのも全部病院だったので、それがもうもたなくなってきている。

菅波：そういう文化が消滅しかかっているんですよね。

森脇：鳥取の徳永進先生（野の花診療所）が「昔の家からなくなったものは、葬式、出産だ」と言われているけど、そう言われればそうだなと。今はもうみんな病院に行っているなと。

大橋：見えなくなっている。分かんないんですね。死んだ人は見たことはあるけれど、死に逝く人を見たことはない。だから、在宅で看ていた人が亡くなった場合、何を言わなくても、きのうまで家でしゃべっていたおじいさんやおばあさんがいなくなったときに子どもたちがもらっていくもの、そういうものを渡さなくなってしまった日本という国は……。やはり死に立ち会った子どもたちというのは、何も言わなくても、もらうものはいっぱいあるんだと思います。そういうのが全くなくなっちゃったね。

菅波：死というものをどう考えるかという話を、医師会として、魂の専門家を交えながら一度やった方がいい気がしますね。

森脇：医師会活動の究極の目標ですね。難波先生は外科だから、助けようとしたいんだろうけれども。

難波：そうですね。皆さんの考えに全面的に賛成しているかと言えば、そうでない部分もけっこうあるんですよ。

菅波：それは先生の顔を見ていたらよく分かりますよ。

――難波先生の立場からしたらどうなんですか。

難波：外科を離れて長いんですが、やっているときには、手術をしている最中は、「この人の命は自分が救うんだ」という使命感みたいなものがあるんです。終わったときに、治るかどうかわかりますよね。そういうのが医者としての喜びですよね。

菅波：僕らが話しているのは、手術の対象にもならない人の話なんです。

難波：ええ。その考え方が関わった人にはずっと続いていくから、やはり……そういうことになりますね。

大橋：学生時代の友人で外科に進んだ人と話しても、そうですよね。内科医というのは自然治癒、その人が治ろうとする力を邪魔しないようにと。

難波：医療の話だと、やっている内容が全然違いますから。

森脇：僕は病理にいて解剖していたときがあったんですが、臨床の先生が、抗がん剤を使ったあとに「先生、どのくらい効いていますか」とよく聞きに来るわけですが、みんな死んでいるんですよ。病理をやっていたら、死人ばかり来るわけですから、「今の医学ではいくら治療しても治らないのだ」と、いまだにその考えがあります。だから、みんな、若いときのそれぞれの立場があって。いろいろの考えが……

難波：手術したら、治るか治らないかは分かるんです。

大橋：八十何歳で転移があって、どう考えても治るわけはないんだけれど、ひょっとしたら抗がん剤が効くかもしれないということで、やめられないんです。

私の患者さんで、点滴ももう入らなくなったおじいさんがいて、薬を全部やめたら……

菅波：元気になったのね。

大橋：点滴に来られなくなったので、もう亡くなられたのかと思っていたら、「調子が良くなったので、もう二週間に一回でいいわ」と。そういうことが在宅医療をやっているとあるんです。

在宅専門の先生の所に「(余命は)あと二週間です」ということで帰ってきた人たちが、ちゃんと家で介護して、ケアをきちんとしたら元気になったりとか、胃瘻だった人がご飯を食べたとかいう話はいっぱいあるんです。

難波：外科の方がそこは理詰めでいきますね。そういう偶然か棚ぼたのようなことは、あまり信用しない。そういうのは最初からあてにできないことですよね。

大橋：でも、先生も八十過ぎの人には何もしなかったでしょう。そういう人たちがいっぱい医療の対象になっているわけです。忘れもしないのは、僕の最初の担当患者さんが八十歳で、胃がん。外科に相談しようもなくて、「もう八十だからええが」という話で終わりでした。でも、今は八十過ぎた人もみんな、手術や治療の対象になっているんです。

難波：そりゃ、手術するよ。

大橋：それはそうでしょうね。卒業して間もない頃、病院で亡くなって解剖したら、肺はみんなもう水浸しでした。オシッコが出ていない人に点滴ばかりやったら。そうなんだけど、それはそうしろと教えられているんだから、そうするしかない。

逆に、何もしなかったら、面白いことにむくみが取れてしまってから亡くなるんですよね。何もしなければ残った水を自分でうまく使ってね。あれは不思議ですよね。あんなことはどこにも書いてないけど。本当は何もしないのがいちばん穏やかに亡くなられるんだということを書いている本が増えたので、そういうもんだろうとは思っています。

森脇：僕も先日のこと、心不全で九十四歳の特養に居たおばあさん、食べている間はむくんでいたんです。それからいよいよ心臓が悪くなって遂に食べられなくなって、「点滴はせずに、何もしないでおこう」ということで見守っていたら、だんだんむくみがとれてきて、すっときれいになって亡くなったんです。不思議なもんだなと思いましたね。

――昔の人は、年取って亡くなるとき、自然にやせて軽くなってそのままで逝かれましたよね。

難波：すごい座談会になったな。

菅波：でも、ここのところを詰めない限り、在宅介護の出口はどうするのかという話を今しているわけだから。出口を押さえずに、とにかく走れというのは、「暴走列車」だと思うな。

森脇：先生、日本医師会に行ってそう言ってください。

菅波：つまり、医師会がこういう話をする時代にきたということなんですよ。それは高齢化社会と一緒ですよ。逆に、こういう話が医師会で出ないことがおかしいんです。どこまで治療するかということですから。

――全然思わぬ方向に話が進んでいってはいるのですが、今の話を聞いていると、医師会としてそういう議論のリードというか、市民であるわれわれの側に……。それをどこで議論するかですよね。例えば患者の側と医者側とで話をするのか。医師会としては、そういうことはほとんど議論されていないんですよね。

駒越：それだけについてというのは、あまりやっていないけど、町内会長さんとの話とかの中で、リビングウィルの話をしたりということをしていると、それを重ねるごとにずいぶん考えは変わってこられるんです。それで、シンポジウムでもそういう話が出ることもあるんですけれど、それだけに特化しての話し合いというのはなかったと思うんです。でも、地域に少しずつそういう考え方や文化を……

大橋：やはり十年という重み。リビングウィルなんていっても、最初の頃は「こいつら、何を言っているんだ」という感じでしたが、五、六年たったころからかな、書いたものを奥さんに託すという話があったりして。

森脇：この前、町内から健康の話をしてくれと言われて話したんですが、「皆さん、今日が命日だとすると、どこで死にたいですか。だれと一緒に死にたいですか」という話をしたら、みんな喜んで聞いてくれました。こういう話は健康なときでないとしゃべれない。病人を目の前にしては、さすがにしゃべれない。健康の話をしてくれという所に行って、死の話をすると、わりとよく聞いていただけるというのがあります。「先生、いいこと言うな。わしもそう思っとった」と言われました。

——実際、健康だと、普段はそういうことをあまり考えないですよね。

菅波：では、御津医師会の十一番目の項目はそれにする？

森脇：愛と死をみつめて。

大橋：意外と、切羽詰まっていないときに、そういうリビングウィルとかのことをやっていく方が面白いのかもしれませんね。七十歳の患者さんに、リビングウィルの冊子を配るという医者もおられますね。

菅波：大橋先生、でも医師会がやらずして、どこの団体がこういう話をできると思う？

森脇：ええ、そう思いますよ。

菅波：老人クラブがやる？　行政は絶対にしないと思うよ。

大橋：京都がそういうのを作って配ったんです。そうしたら、けっこう批判がきたようで、岡山市が似たよ

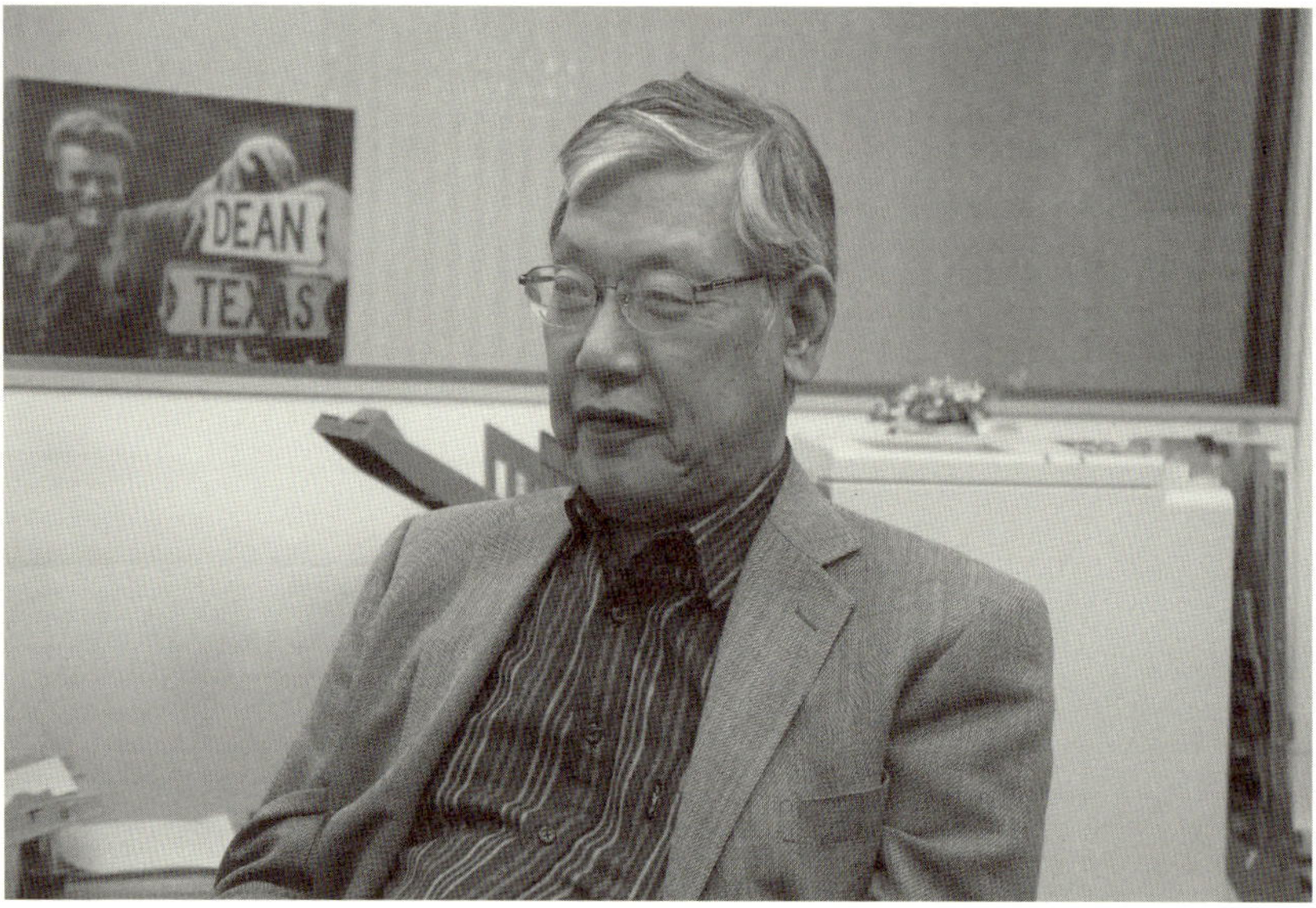

難波医師

うなものを作ったんですが、もう少し根回ししてから配りますとなりました。

菅波：僕はやっぱり医師会がこういうトピックを出すべきではないかなと思いますよ。生きるための治療の限界も知っているわけだし、いろんな症例も知っているから。

難波：ほかでできる団体はないわな。

森脇：病院はできませんしね。医師会がいちばんいいと思う。

大橋：そういう意味では、医師会というのは面白い位置付けですよね。

——それを今後の地域医師会の課題の一つにということでいいんですか。

菅波：いいですよ。こんなに盛り上がって。

森脇：もし死の定義がみんなに浸透してきたら、本当に在宅医療はものすごくやりやすくなりますよ。

——私もにわか勉強で、地域医療の本もいろいろ読みましたが、確かにこういう話は読んだことがないですね。

森脇：いみじくも菅波先生が「死の定義」と言われたんで。本当にそこを踏まえないと、出口を見つけないと、在宅医療は本当に渾沌としてきますね。どこまでやるかということで。

「安心して死ねる医療」とは

――在宅医療とか、かかりつけ医とかいうのはずいぶん前から聞いてはいるんですが、自分の住んでいる地域で自分が患者として考えてみると、例えば「かかりつけ医をつくりましょう」といわれても、どの医者の所に行けば信用できるのかというのが、よく分からないですし、個別の症状について、これはこの医者に、こちらの場合は別の医者へと……。

菅波：この地域へ引っ越しして下さい。私たちが全員で診ますから（笑）。

――御津医師会は、死の問題も踏まえてそこを地域でやっているから、「なるほどな」と信じるんです。だから、それを全国に広げていっていただきたい。

菅波：似て非なる言葉に、「安心」と「安全」がありますが、どう違うかというと、安全はお金で買えるけれど、安心というのはお金では買えないのです。今の医療が医療訴訟になったりするのは、あくまで安全という土俵の上でやるから、医療訴訟が起きたりするんです。でも安心というのは、銭金を超えているんです。ではどういう状況で、末期の人が安心して死ねるかという話なんです。安全に死ねるかどうかという話は、また別です。医療ミスなんかがあったら、だめですから。ほかにも医療過誤だとかいろいろありますが、これは安全性を損なうことです。

では、どうしたら安心して死ねるかというと、これは心の問題です。今まで医療はここまで踏み込んでいません。普通はこれは聖職者がやるのですが、日本では聖職者もあまり入っていないんです。ここをどうするかなんです。出口は、安全に死ねるのではなく、やはり「安心して死ねる」ということになります。それに向かって在宅医療をやるわけです。

しかし、在宅医療はあくまでも「安全」という範囲です。だからお金が掛かったりするわけです。でも、在宅医療にいくらお金を掛けても、超えられないところが最後の「安心」という心の問題なんです。

そこを誰が作るかとなったら、いまのところは、やはり医師会が関与すると同時に、関連した人たちとコンセンサスづくりをすることになります。そして、東京での安心と岡山の心の安心は違います。そこには文化の問題、集団の価値判断がありますから、死に対する安心というのは、住んでいる人間集団ごとに作っていくしかしょうがありません。そこで私は、医師会が大きな役割を果たしてもいいのではないかと思うんです。

森脇：「地域医療、見放さないその命、御津医師会」、そこに死をどう結びつけるかです。

――キャッチフレーズを変えないといけないですね。

菅波：そう。「見放さない」というのは安心の問題なんです。放っておかれていない。だから、見放さないシステムをどう作っていくかなんです。医者だけではちょっと無理ですね。

――死生観の文化というのは、もちろんいろんな議論の中で、これが死の定義だというようなことが必要かもしれないけれど、それに国民全部が納得するのはかなり時間がかかりますよね。

菅波：はっきり言いますが、もう「みんなで」というのは妄想です。「みんなで生きましょう」は妄想です。「私だけ生きます。よかったら来てください」、これが正解ではないかな。みんなでというのは全体主義の考え方。「あなた方は勝手にやってください、私はこういう方向で生きますから、よかったらどうぞ」というやり方。そういう話で、もういいんじゃないですか。

そこで、「御津医師会はこうします。皆さん、勉強においでください。地域は安心されていますよ」というわけです。地域の人の安心した顔、表情、安心した日常生活が、成功モデルになるんです。どうしてここの地域の人は、安心して暮らしているのか。こういうモデルを、御津医師会が作ればいいんです。そうなれば、全国から人が来るようになりますから。

これはもう文化の問題ですから、そこに住む人間集団の価値判断ですから、新しい価値判断をここでつくろうということです。それはある程度の規模の所でしかできないことなんです。拡散し過ぎるとダメ。だから、今の御津医師会ならばみんなが信頼してくれているから、御津医師会がやると言えば、みんなも一緒にやろうということになる。

――そういう地域だと、もう安心して死ねる地域だということですよね。それは地域の魅力として大きいですよね。

菅波：僕も時々、人が安心して死ぬ話を聞きます。ある患者が医者に「先生、もう私は不安でなりません」と訴えたら、「心配しなくてもいいよ。私も逝くから」と言われて、もう安心したという話。信頼する人から「心配するな。私も逝くんだから」と言われたら、安心するというんです。というものは、かなり人間的要素が多いんです。つまり、人が死ぬときの不安というものは、かなり人間的要素が多いんです。そこで信頼する人から「心配するな。私も逝くんだから先に逝って待っていてくれ」と言われたから、安心して逝けるということです。

でも、それだけ言える医者にならないといけないということでもあります。力量として。難波先生なら、いけるよ。

難波：森脇先生の患者に……、先に。（笑）

森脇：本当に先に逝ったりして。（笑）

菅波：そこまですべて力量がないかといったら、何にでも「型」というのがあるんです。例えば、囲碁でも一段の人というのは素人とは違います。素人からみたら、一段も六段も違いはわかりません。そうなると型を勉強しておれば、安心感を与えられるようになります。その型を作らないといけないと思います。御津医師会はどうやって安心感を与えていくのかの型づくりをしていけばいいのかなと思います。

安全はＡＩに任せる

――その死生観についての話はおいて、それ以外のことで、今後の医師会としての課題は、皆さんそれぞれ何かありますか。

大橋：国は「地域包括ケア」ということで、これはこのエリアで最適化を、つまりこの人をどこで療養して、どうなるのがいいのかをみんなで考えなさいということなんです。それを医師会が抜けないように。

――むしろ中心になって。

大橋：国も日本医師会もはっきり言っているのは、基礎自治体と地区医師会というのがちゃんと方向性を考えないといけませんよという話なんですが、なかなか動かない。行政の担当者というのは三年ごとに替わってしまうので、誰と話したらいいのという感じです。そこが揃うと、本当に面白いと思いますよ。岡山市内でもちょこちょこ頑張っているところはあるけれど、全体としてするためには、しっかりした人たちがいれば面白いことになると思います。

菅波：じゃあ、医師会を変えるよりは、住む人が御津医師会のエリアにどんどん引っ越してくるのがいいよね。老後は御津医師会へと、これがいちばん現実的ではないかな。

森脇：そんな御調町（尾道市、公立みつぎ総合病院がある）みたいな（笑）。

菅波：それで、いちばんの問題はAIの問題ですね。これがどこの世界でもAIとの折り合いをどのように考えていくかが問題になっています。

中国の青海省、いわゆるチベット族のいる所では、去年、ロボット医者を派遣しました。中国の医師の国家試験で、普通の平均点が八十点とすると、このロボット医者は八十五点取るんです。というのは、二千冊の教科書や参考書をそのロボットに入れているんです。知識量においては圧倒的にハイポイントなんです。これを医者の代わりに派遣しているんですよ。それにいろんなものを入力すると、診断から治療はこうしたらいいというのが出てくるんです。

これをソフトバンクが売ろうとしているようです。今まで医者がやっていたどの分野で大きな力を発揮するようになるのか。となると、私たち医者にはどの部分が残されているのか。そして、AIが入ってきたことを前提にして、どういう新しい部門を私たちは作り上げていけばいいのかという問題です。これを今から考えて用意しておかないと、安全面で考えると「ロボットの方がいいわ」という話になったら、われわれがそのロボットを置いているか置いていないかで、患者さんからの信頼が変わってくることになるかもしれません。

例えば、一昔前の超音波の機械。置いている医者と置いていない医者。そこに、ソフトバンクが売り出す予定の人工知能診断機というようなものを置いてあるか置いてないかによって、患者さんの信頼が変わってくるという時代がきます。

こういうことに対してどう考えていくかという問題です。医師会として、これにどう対応していくかということを今から考えていてもいいかもしれない。五年後くらいにはもうこれは入ってくると思いますね。

大橋：あれはインプットさえ間違えなければ、アウトプットは間違えない。元井原医師会長の鳥越先生は何年も前から、症状の組み合わせから診断するということをずっとやっておられるんだけど、かなりいい線まで来ていると言われていました。

——先生方は、具体的にAI時代にどう対応するかを考えておられますか。

森脇：考えていないですね。

駒越：僕はそこまで医者をやっていないと思う。だからあまり考えてないんですが、ただ話を聞くと、知識の量というのは、僕たちが今まで習ってきた時代の量とこれからの時代の量というのはもう加速度的に増えているんで、今まで僕らは知識を全部頭に詰め込むということをやってきたけれど、そちらはもう機械に任せないといけないと思いますね。もう情報の量が全く違うから、そちらに変わっていくと思います。それはそうだと思うので、それに対応していくことを考えないといけない。

それをいかにうまく利用できるか、その利用の仕方ということを本気で考えていかないといけないのだろうと思っています。

菅波：僕が最初にこれに気づいたのは、開業して三年目のときでした。三十七歳の時だから、今から三十数年前。このソフトが有効だと分かったのは、辛子明太子の中毒のとき。この中毒は何が原因かということで自分でソフトを作った人がいて、辛子明太子だという結果を出したんです。それは何パーセントの比率だということが上位から順に候補が出てくるもので、それによってこの人は辛子明太子が原因だという診断をして、その通りだったんです。すでに三十数年前に、日本にもそういうものがあったんです。鑑別診断というのは、医者の能力だけでは限界があるのだから、いろんな情報を入れ込んでおいて、それに症状を入れていけば、候補として何個かの診断がでてくるので、上位のものを再チェックしていけばいいというものです。

森脇：僕なんかも、自分がやっている今の仕事は、すぐにＡＩに取って代わられそうな気がする。患者さんの症状を入れて、私が使っている薬が恐らくそのとおり出てくるのではないでしょうかね。そうなれば、外来はもうＡＩに任せて、自分が好きなときに往診に行くとか。それは五年後ぐらいから、もうできそうな気がしますよね。

菅波：早いと思うね。今中国に行ったら、全部キャッシュレス（電子マネー、スマホ決済）なんです。例えば犯罪者が北京で犯罪を起こして青海省に逃げたとすると、十分で分かるそうです。中国はそういうことに使用しているんです。青海省まで逃げれば分からないと思っていたら、すぐに誰なのかまで分かるんです。もしＡＩが役に立つというのがはっきりしたら、あっという間に広がると思っています。

われわれはもう診断はＡＩに任せることにして、あとはどこで勝負するかです。その勝負所、それが安心感だと思うのです。安全という面では、ロボット診断ということでできるわけですから、安心というところを、医師会と個々の開業医さんが地域の中でどう安心を確保していけるのか。これは一人ではできないことなんで、みんなでどうやって安心をつくりあげるかということになるかと思います。

結局は、私はこれをよその医師会に言う必要はないと考えています。そうなったら、みんながここに移住していますから、私たちが潤えばいいわけです。みんなのところの患者が増えれば、本気でよそから患者が

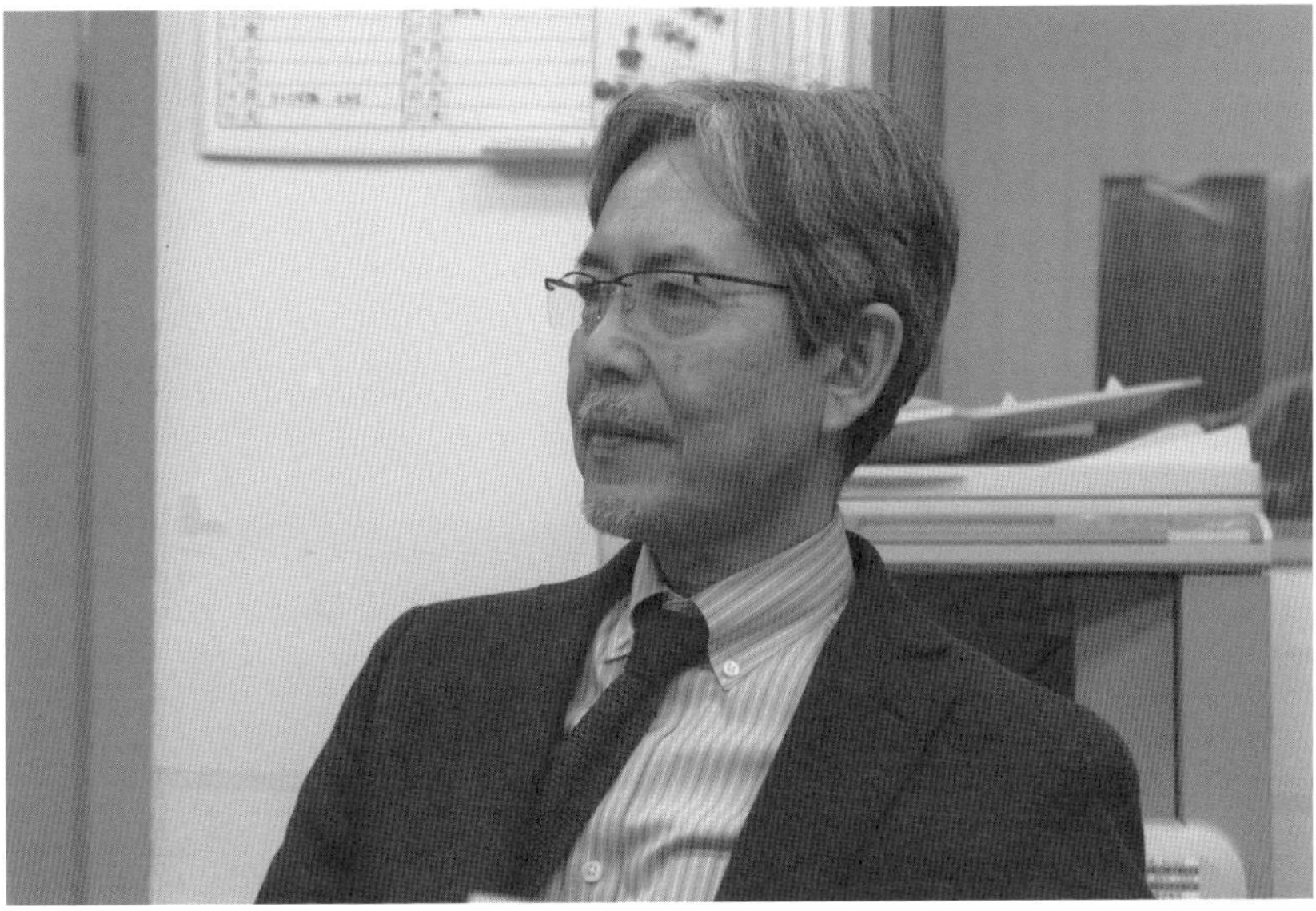

駒越医師

来ます。ですから、まずは「安心」というものをみんなでつくりあげて、「老後はあの地区に行ってお世話になろう」ということになれば、患者が増えて御津医師会の会員が潤う。そのときに世の中は動く気がします。

森脇：もしＡＩを使うようになったら、それこそ二十四時間文句も言わずにやってくれることになりますよね。二十四時間三百六十五日、ＡＩが診ている。その間、私は遊びながら何かできるし、そういう人たちだけで医師会を作って、また今度も何かしますかね。それはいいなと思うけど。

菅波：僕が考えることは、医師会でＡＩを三台とか購入しておいて、オペレーターを二十四時間で置いておき、難波先生の所からリクエストがきたら「はーい、これです」と返しておいて、こちらの機械ではまた別の診断をしていく。そういうふうに、みんなでシェアするという方法がいいかなと。

これを医師会がやらなかったら、個人個人で持つことになり、それだと二十四時間は無理でしょう。だから医師会が診断用に三台くらいを置いておいてき、それにオペレーターを一人ずつ雇用してつけておけば済む話でしょう。

森脇：御津医師会外来センターを作って、医師会でAIを使って三台ぐらい置いておいて、そこで何百万か稼いでもらってみんなで分けると。それはもう理想ですね。

大橋：医者がいらないようになる。

菅波：そこで私たちは、「安心」をどう構築していくかというところに余力を使っていくわけですよ。診断とは、安全のことです。間違いのない診断。

僕が病院経営をやめた理由の一つは、もう追いついていけないと思ったことなんです。息子なんかが今やっているのを見たら、知識量は父親よりはもう息子の方が多いなと。こんな医者をまともに相手していたら、こちらが医療事故を起こしたらおしまいだなと思ったから。それなら、私はその代わりに鍼と漢方をやろうと思った。現代医学では絶対にできないものです。そういうふうに後の世代に譲って、そこができないところを切り開いていけばいいのだろうと思ったんです。だから、御津医師会は、「安全」はもう機械で買えばいいんです。「安心」という人間本来のところをみんなでつくりあげていけばいいと思うんです。

「心配するな。私も逝くから」と言える医者

森脇：AIは看取りまではいけないでしょうから、やはり看取りは医者でないといけないでしょうね。

菅波：「心配するな。すぐに私も逝くから」ということはAIは言えない。でも、そこで大橋先生が、「心配しなくてもいいですよ。必ず私も後で逝くから」と言えば、そこで安心してパタリと息が止まることもあるかもしれないですよ。

大橋：今朝の日経新聞には、そうではなくて、ロボット看護師が死を告げる台詞が書いてありました。

――冷たいですよね。

菅波：それは安心ではないよね。

森脇：落合洋一とホリエモンこと堀江貴文が対談した本（『十年後の仕事図鑑』）が、十年後に消える仕事と

いうことでいま話題になっていて、医者は消えないと思いますが、今の外来の仕事は、僕は消えるような気がしています。

菅波：消えると思いますね。でも、「安心業」というのは、だいたいはＡＩに取って代わられます。でも、「安心業」というのは、これからのフィールドだと思うの。これをつくっていったらいいと思うけどな。いま、医学のカリキュラムで「安心」ということは教えないですよ。あくまでも安全ということに関して教えているだけです。鑑別診断はその最たるものなんです。どこまでいっても、安心にはならない。

でも、患者さんは、それよりも自分が信頼している先生が「五年でいいんじゃないですか。心配しなくてもいいですよ」と言われたらほっとする。安心というのは対人関係からくる気がするんです。霊験的な要素が多いから。安心だけは相性があるんですよ。大橋先生でなければいけないという相性の問題。この問題があるから、安心は画一的にはいかない問題なんです。そこで、患者さんが医者を選ぶということが出てくるわけです。

森脇：ＡＩなら選ばなくてもいいから。

菅波：だから、私は医師会が最後に重要視しないといけないことは、医師会員の先生方の個性だと思います。個性が最後には財産になります。しかも、いろんな個性の先生がいることが財産になります。ここにいる先生方もみんな個性が違うでしょう。それぞれが求心力があるわけです。説明できないけれども、最後は「この先生とは合うのでお願いしたい」というようなことです。それで、「その先生から言われたら、私はもう納得します」ということになります。「僕も後から逝くから、安心して」と言われたら、「後から来てくれるなら、先に逝きますから」となるわけです。

聞いた話ですが、真言宗の人が手術を受けるときに、「どうでしたか」と聞かれて、「何ともありません」と答えられたそうです。それは「枕元にお大師様がいてくれましたから」ということでした。真言宗は、お大師様と「同行二人」でどこまでもということなんです。それで自分は不安も何もなく、「何ともありませんでした」ということだったのです。この安心。絶対にロボットにはできないところです。このお大師様が、先生に替わったらいいわけです。

ここまでいくと、他人の患者は取れません。相性があるから。そこでそれぞれの医者が担当の患者さんを持って、安全に関しては機械でやってしまうという方法。だからそういう時代では、個性が違う方がいいわけです。宗教も違っていたほうがいいです。個性豊かな先生が医師会にたくさんいればいるほど、医師会はたくさんの人を集められるのです。

パートナーシップの医師会

――最後に、医師会の活動としていろいろいくつかの課題が出てきましたが、連携する行政や福祉などという医師会以外の所に対する要望などは、何かありますか。

大橋：会に出てこられる人たちは結構レベルアップしていただいていて、この十年で介護の人たちもそれなりに変わってきたと思います。

森脇：もうちょっとこちらに近寄ってきてくれたらいいなという思いはあります。うちの医師会はかなり垣根は低くなってきていると思いますが、それでもまだ遠慮されている面がある。

菅波：うちの医師会の歴史を見ると、いちばん最初の医師会長は三村先生なんです。三村先生の医師会の運営方法というのは、とにかくできるだけいろんな情報を集めて、それを医師会員に渡すということ、情報ということを主体に動いていたんです。

人間関係には基本的に、フレンドシップ、スポンサーシップ、パートナーシップの三つしかありません。そして、三村先生は、医師会員に情報を与えることによって、他の団体よりは常に医師会が上に立つ、医師会が教えてあげるという医師会員の優位性を保つための「情報武装」ということをものすごく勉強されて、必要な情報をみんなに配ったりして、そこに力を注いでいたんです。そういう意味で、今までの歴代の会長の中ではいちばん本気で取り組まれた方だと思います。他の団体には医師会が上だということをきっちりと言われていて、スポンサーシップでした。

近藤洋一先生は、それぞれの職場でみんな苦労しているんだから、医師会に来たときくらいはフレンドシップで行こうということでした。要するに利害関係は出さずに、オアシスのような存在でいこうという方針でした。サロン的なムードで、難しいことは言わない、そういうフレンドシップな関係でした。

そして今の医師会は何かというと、パートナーシップの関係なんです。ある目的のためには、苦労を共にしようというもの。苦労を共にする団体として、パートナーシップな関係なんです。その中で自分にないものが相手にあれば尊敬しましょう。そしてどんなに苦しくても、逃げなかったら信頼もしていきましょうということでパートナーシップでやっていますから、今は御津医師会は他の団体と信頼関係ができてきています。また、今までの医師会と違って、同じ目線で、目的をどうするかということをシェアしてくれるということから、パートナーシップなんです。

つまり、スポンサーシップからフレンドシップになり、パートナーシップに今来ているんです。しかし、このパートナーシップもあまり長く続けると疲れるので、僕はもう一度息抜きにフレンドシップを取り入れないといけないのかなと思っています。

しかし、今の医師会は基本的に他の関連団体と苦労を共にするという姿勢でいっているから、相手が来るわけです。高い所から見下ろすのではなく、「同じ目線で問題解決のために苦労を共にしようという気持ちで来てくれている」というパートナーシップの人間関係でいっているわけです。そしていろんな問題が出てきたら、一緒に解決していきましょうということで、どんどんお互いに信頼関係で結ばれていく。そこで、このいちばんの基本は、医師会員の中でだれかが病気になったら助けようという「有事医師派遣制度」なわけです。「隣の医者はライバル」ではなくて、「隣の医者がいちばんの味方」だという考え方です。

そういうパートナーシップは、内部だけでなく外部でもやっています。このパートナーシップをやっている医師会は、実は日本にはないんです。どちらかと言うとスポンサーシップで、医師会という権威の周りに集まってきているのです。これが他の団体が御津医師会に対して本気で参加してくれている理由です。それは奉仕でやっているのではなく、医師会員の間で困ったときは助け合おうというパートナーシップを組んでいますから、よその団体から見ても、口先だけでないことがわかるわけです。そういう信頼というもので、この御津医師会は成り立っているのです。

そこにフレンドシップを少し加えたプログラムを加えるとか、「安心」というものを医師会全体で構築していき、さらにその結果としてこの地域への移住者が増えることにつながらなければいけないと思います。皆さんが努力しているのですから、ここの人口が増えて、みんなの患者が増えなくてはいけません。医師会というのは自由競争ですから、そうなれば、「御津医師会のようにしたら、自分のところの患者は増えるんだ。そうなれば生活基盤ができる。でも、それは個人ではできないことなので、医師会単位で頑張ろうではないか」という波及効果が出てくればいいわけです。御津医師会は安心の地で、よそからどんどん移ってくるというところまでやったらいいのではないかと思います。

僕はそこまでいけると思うんです。それには、AIが「安全」の部分はやってくれますから、今度は「安心」のところを作り上げたらいいわけです。その「安心」で重要なのは、死というものに対して自分たちがどう考えるか、医師会がそれとどうタッグを組むのかというのが一つと、医師会員たちの個性を売らないといけません。地域の中で売る材料を皆さん持たなければいけません。それで「この先生と相性が合うな」ということと、安心の地であるという「安心と個性」、その両方を作っていかないといけないと思うのです。

――課題と将来展望を、いま菅波先生がうまくまとめてくださいました。

菅波：結論として、皆さんの患者が増えないといけません。

――それはもともとの医師会の原点でもあるわけですから。

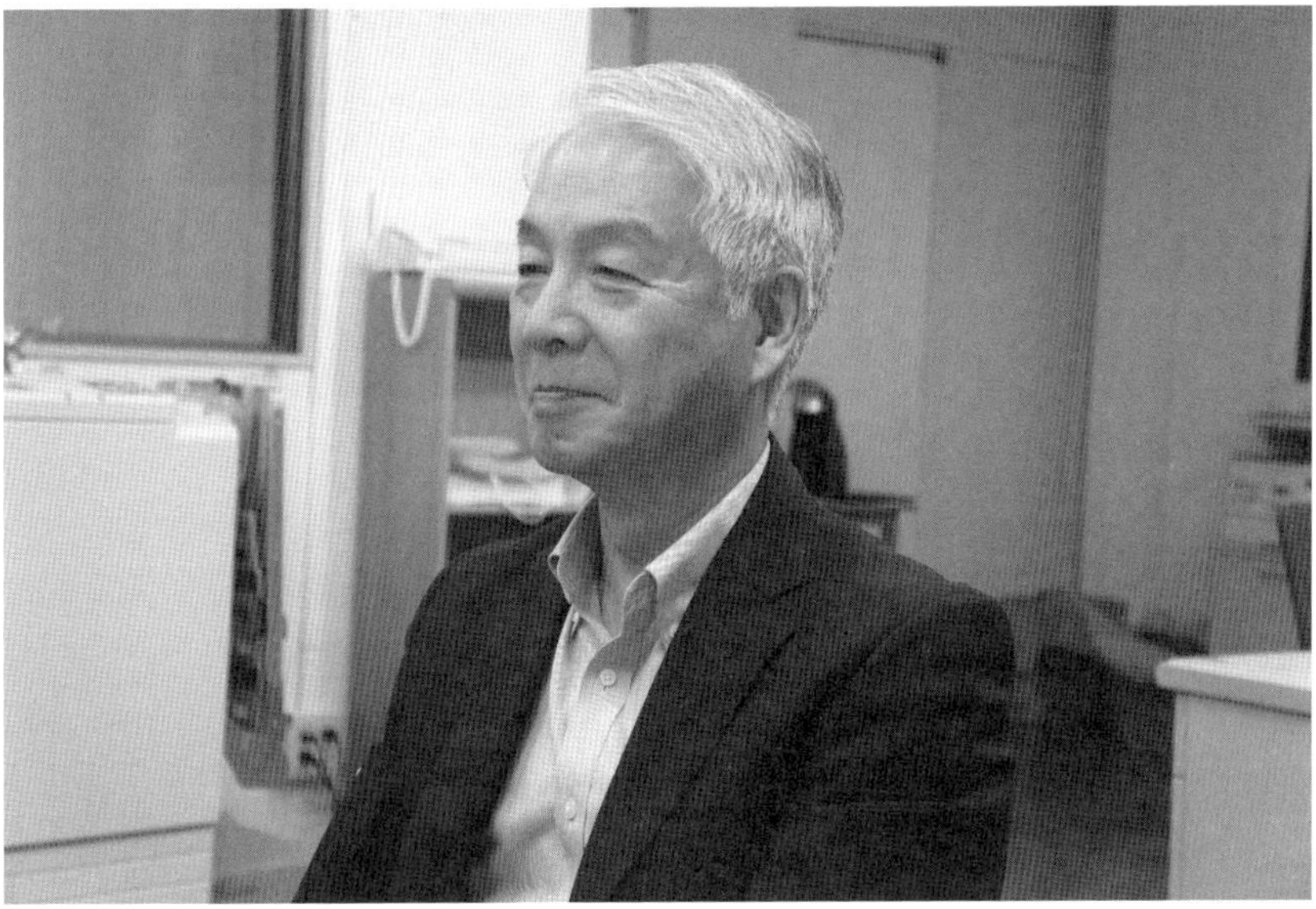
大橋医師

大橋：昔は病院が単体で生き残らなくてはいけなかったから、外来はやらなければいけなかったので、ベッドが空いた分だけ外来から入院させるというのが病院経営だったんですけれども、今は違って分業なので、三時間も待たしたりしての外来は、もう意味はないんです。そこを患者さんたちがきちんと理解してくれて、病院でしか治らない病気とか、そういう状態になったときに病院に行き、治ったら帰って来るということをすればいいというふうに国はやっているのだけれども、やはりそこが安心かどうかなんです。「病院の方が安心だ」という気持ちがある。

僕たちもがんばらないといけないけれども、病院も……。患者さんを地域に返せと言ったら、帰ってもらうためには、地域に帰っても安心なんだということをきちんと話して理解してもらうのに三十分はかかる。でも、ただ「はい」と言って薬を出すと三分で済むので、なかなか変わらない。

菅波：仏教では「相手を変えようと思ってはいけません。自分が変わることを考えなさい」とよく言われています。相手を変えることは、その人の人生も考え方もあるから、そういう中で生きてきた人を簡単に変えることはできません、ということなのです。でも、自分は変えられるのです。その方が早いということなんです。

だから、病院はもう変わらないと考えて、御津医師会がいい方に変わっていけばいいんですよ。

病院を変えるために時間を割く必要はなく、われわれがさらにレベルアップするために時間を使った方がいい。

――御津医師会がいちばんすごいなというのは、普通は知識の面であったり行政の施策とかをどう利用していくかという面で会員を助けることをする医師会は多いんだろうけれども、その中で助け合おうというのがあるのは本当にすごいことで、実際にこの十年で十個実行できてきているというのは、本当にすごいなと思います。

菅波：これが本当に実現したら、老後の移住先として考えたいという気持ちがおこりますよ。僕は、御津医師会みんながボランティアで頑張っているので、最後は御津医師会の会員のところに命を預ける人が増えないといけないと思います。どんなにいいことを言っていても、全く患者さんが増えていないなら、自分が単に気持ちいいことを言っているだけなので、実際にお世話になろうという人が増えるというのが、医師会としての結論になると思います。

――今日は長時間、本当にどうもありがとうございました。

〔二〇一八年五月十四日・御津医師会館〕

資料編

「その命」を守るために……
御津医師会ホームページ「巻頭言」から

（役職名は当時のもの）

会員相互に尊敬と信頼の新しい人間関係を

会長・菅波　茂

２００４年10月24日にジュネーブにある国連難民高等弁務官の本部でプレゼンテーションを実施した。要望された演題は「アジアのＮＧＯは何故に人を助けるのか」だった。国連難民高等弁務官と欧米のＮＧＯはキリスト教を基軸にした共通の精神風土があった。

「友人のため」と私は切り出した。「友人は利益も不利益も共有する人間関係である。友が困った時に、共に問題解決するのが責務である。問題解決の過程において、友に素晴らしい点を見たときには尊敬の念が起こる。どんなに困難が著しくなっても、友が決して逃げ出さないことがわかった時には信頼の念が起こる。この尊敬と信頼の人間関係がアジアの多宗教、多民族、多文化などの問題を超えて多様性の共存ができる。だから、アジアのＮＧＯは友を助けるのである。友人関係が困難を共にするパートナーの人間関係に移行する時の精神を相互扶助精神という」と説明した。

会場に参加していたイラク、スーダンなどのＮＧＯから質問が沢山でた。「友人はどうして得られるのか」や「パートナーはどうしたら得られるのか」と。

私は答えた。「今からでもあなたと友人になれる。しかし、パートナー関係は気をつけたほうが良い」と。「困難を共にするパートナー関係になった後に、困難に耐え切れなくなってあなたが逃げ出した時が問題だ。その時には私はあなたを軽蔑する。そして友人関係は粉々になる」と。

会議の終了後に国連難民高等弁務官の担当者が言った。「有り難う。初めての本音の会議だった。来年も参加して欲しい」と。

御津医師会「医療現場を守る」相互扶助プログラムは御津医師会員相互に尊敬と信頼の新しい人間関係を誕生させると確信しています。（２００８年6月）

無制限一本勝負

会長・菅波　茂

6月15日に開催された日本プライマリケアー学会「災害医療のプライマリ・ケアー」ワークショップに参加した。私はＡＭＤＡの世界各地における災害救援活動と得られた教訓を紹介した。その時にシンポジストの一人であった小千谷市魚沼市川口町医師会理事の上村伯人先生から、中越地震で自らも被災者となりながらも救援活動を行った医師会の活動記録をいただいた。

「被災した医師会の活動は大変である」という一言に尽きる。何が大変かを具体的に挙げてみると、全国から押し寄せる善意のボランティア医師あるいは医療チームの受け入れ。被災者医療活動とのマッチング。医療のみならず生活支援・通信手段や輸送手段の確保。諸活動の記録。「災害医療コーディネーター」としての役割等々。

善意のボランティアは帰る所がある。しかし、被災地の医師会は帰れない。無制限一本勝負である。

避難所や病院は、善意のボランティア医療活動の活動現場としての対象になる。通常は、一般開業医の診療所は対象外である。それでも開業医の診療所が地域住民の医療拠点になることがある。各自治体は地域防災計画を策定しているが、開業医はその計画の対象外である。地区医師会としてはどうすれば良いのだろうか。

「一見は百聞にしかず」とは名言である。１９９５年1月17日に発生した阪神大震災被災者救援活動としてＡＭＤＡは長田区中央保健所を活動拠点として、全国から応募のあった、延べ1千5百名の医療従事者を派遣した。14日間で撤収した。長田区の開業医復帰率が50％を超えたからである。それは水と電気のインフラの回復をも意味した。被災直後からしばらくの間、長田区医師会は機能しなかった。あまりにも未曽有の被災だったからである。

御津医師会として災害対応医療を如何にすべきか？　被災地医師会の応援については？　被災地医師会となった場合、応援の受け入れについては？　応援する立場と応援を受け入れる立場。これは決定的に異なる。共に考えたい。

（２００８年7月）

地区医師会防災モデルの策定・推進を

会長・菅波　茂

21世紀は災害の世紀と言われている。立て続けに地震が発生している。先般に開催された日本プライマリケアー学会「災害医療のプライマリケアー」のシンポジストとして参加された上村先生からいただいた「中越地震における医師会の報告書」を熟読した。阪神大震災の時の経験と比較した。ポイントは次の3点である。①行政の動き、②支援チームは何時来るのか、③地区医師会は何をしたのか。

阪神大震災の時の経験とほぼ同じだった。①行政の動きは2点ある。一つは最初の3日間は混乱期の情報収集期で具体的な指示は地区医師会には来ない。二つの水や電気の社会インフラの回復は1週間前後である。②支援チームは何時来るのか。地震発生3～4日からが圧倒的である。③地区医師会は何をしたのか。4日目からの避難所巡回診療である。

結論を言えば、地震発生3日間は混乱期で体系的な被災者救援医療は困難である。「地区医師会は独自に動くべし」である。地区医師会の会員は地震発生当日から、最寄の、地域住民の集まる小学校の避難所に駆けつけるのが最良である。顔なじみのかかりつけ医の顔は不安におびえる地域住民に安心を与え、的確な治療ができる。3～4日目からは避難所には日赤の医療チームが救護所を設置して支援体制に入るし、ボランティア医療チームも続々と参加してくる。彼らと協力体制を組むことが最良である。1週間目には自分の診療所に帰って保険診療体制を推進することが望ましい。

地区医師会で会員による小学校避難所の複数担当医を決め、3日間の食料と1週間の医薬品と診察・治療機器を事前に備蓄しておくべきである。小学校と連合町内会との協力体制は不可欠である。残念ながら、行政による地域防災計画には、小学校避難所レベルにおける防災体制は明確になっていない。

御津医師会による地区医師会防災モデルを策定・推進してはいかがであろうか。（2008年8月）

「地域住民の生活のことは町内会に聴け」

会長・菅波　茂

地区医師会の最も重要な役割は「医療現場を守る」ことである。地域住民の必要とする医療現場も社会状況に応じて変化してきている。社会状況により変化する医療現場に如何に対応するのか。地区医師会の哲学と力量が問われている。ただし、医師会は医療の専門家集団であっても、地域住民の生活に関する専門家ではない。それは町内会の役割である。「花のことは花に聴け」と世阿弥は言った。「地域住民の生活のことは町内会に聴け」が地域住民の生活を支える一環としての医療の役割である。

親にとって子供は希望である。希望の反対語は絶望である。子供の生命に関わることは親にとって最優先事項となる。男女同格参画社会に於いては夫婦共に社会で働いている。仕事が済んで帰宅すると子供の体調がおかしければ気が気でない。子供の体調の程度はわからない。夜が怖い。明日まで待てない。明日になれば自分にも仕事がある。今日中に何とかしたい。どこに相談すればいいのか。現状では救急病院しかない。では夜間救急病院に受診しよう。これが現代社会の夜間の医療現場である。それ以上でもそれ以下でもない。

御津医師会では一宮地区と津高地区における月曜日から金曜日の午後6時半から午後10時までの夜間輪番制を開業医の有志によって運営することを計画している。お蔭さまで医師会内部の体制は整いつつある。後は一宮地区と津高地区の連合町内会とのコンセンサス形成が不可欠である。夜間輪番制度は御津医師会と両連合町内会との協働作業となるのが最も望ましい。

医師会とは何か。構成しているメンバーは医師免許にもとづいた活動を要求されている。それは「人の命を助けろ、救え、見放すな！」である。御津医師会は「医療現場を守る」医師の集団としての視点をますます強化していきたい。会員の皆様の御理解と御支援をお願いしたい。（２００８年９月）

町内会との協力関係を第一義とすべし

会長・菅波　茂

世の中には似て非なるものがある。一例が市民運動と住民運動である。市民運動は理念に基づいた社会運動である。住民運動は生活に基づいた社会運動である。持続性があるのは住民運動である。何故なら、生活から逃げることができないからである。市民運動は理念の是非により離合集散がある。

御津医師会「医療現場を守る」相互扶助プログラムは住民運動と位置付けることができる。何故なら、「医療」は住民の生活にとって不可欠であり、「医療現場」はその実践の場であるから。医師が自覚しなければならないことは、住民にとって医療は生活の一部分であって全てではない事実である。医療の専門家が生活の専門家ではないことである。地域住民の生活は複合業種で成り立っている。

では、御津医師会「医療現場を守る」相互扶助プログラムの連携すべきパートナーは地域社会では誰なのか。結論は町内会である。地域社会は町内会だけでなく、婦人会、子供会、老人クラブ、愛育委員会等々の各種の団体によって支えられている。にもかかわらず、何故に町内会なのか。それは正統性の問題でもある。正統性は選挙にある。地域社会を支える各種団体の中で、町内会だけが地域社会の住民から選挙で選ばれる唯一の団体である。従って、各種団体の会合の時には町内会関係者が上座に座るのが慣例である。住民運動に於いて医療専門家が町内会関係者より上座に座った時点から住民運動からはずされることになる。医療専門家は住民から選挙で選ばれていないから。共同体には掟があることを知るのが住民運動参加への成功の鍵である。

御津医師会「医療現場を守る」相互扶助プログラムを住民運動として位置付けるなら、町内会との協力関係を第一義とすべきである。地域医療の原点は町内会にありとは言い過ぎだろうか。（２００８年10月）

会員の団結なくしては成立しない

会長・菅波　茂

御津医師会「地域医療を守る」相互扶助プログラムにある有事医師派遣の「有事」を単なる病気や事故だけでなく、新型インフルエンザ対策従事中や地震被災者救援活動中の事故の時にも拡大する必要性がでてきました。

行政の見解は「新型インフルエンザ流行に対する発熱外来等に従事する医師のインフルエンザ罹患時や死亡時の補償はしない」です。即ち、自己責任です。良心的に地域住民や患者のために積極的に動いた医療従事者ほどハイリスクになる図式となります。要領よく逃げ回った医療従事者ほどリスク回避ができることになります。対策トップである行政が責任回避をすれば、関係者は見習う。これが現実です。積極的に動いた医療従事者の死を自己責任にしていいのでしょうか。

公共性とは「なければ皆が困る」ことです。したがって、税金の投入が認められます。逆に言えば、税金を使用している団体や税金を免除してもらっている団体は新型インフルエンザが納税者である国民に襲いかかった時こそ最前線に立つことが求められます。公共性の実施です。なぜなら、現在の民主主義国家である日本の公共性は税金によって担保されているからです。

新型インフルエンザ対策に、医療従事者の中でも特に医師が積極的に動かなければいけない理由が3つあります。一つは医師は新型インフルエンザに関する高度な知識と医療技術を持っている専門家です。２つは国家から信託されている医師免許の意味です。３つは医師養成に多大な税金が投与されているからです。

御津医師会として積極的な対応策を実施するのは、上記の理由に加えて個々の会員の対応を超えていると認識しているからです。また、医師会として団結しなければ個々の会員と私たちを必要としている地域住民を守れないからです。

会員の団結なくして医師会活動は成立しないことのご理解をお願いします。（２００９年6月）

「地域医療の崩壊」は「公共性の喪失」

会長・菅波　茂

4月30日、国立病院機構岡山医療センター主催の「地域医療の夕べ」で青山興司院長から衝撃的な発表がありました。御津医師会会員が病気や事故で診療行為ができなくなった時に医師を派遣する用意があるとの内容でした。まさに御津医師会「医療現場を守る」相互扶助プログラムの有事医師派遣制度を強化するものでした。

危機管理としての保険には2種類あります。お金で買える保険とお金で買えない保険です。会員である開業医にとっての最大の危機は病気や事故による医療行為の中止です。借金をどうするのか、職員の生活をどうするのか。最悪の場合には閉院です。従来は大学の医局が担っていた「まさかの時の保障」を誰がしてくれるのか。医局の権限の衰退と共に、その保障能力のかげりも著明です。

地域住民の安心・安全ネットワークにおける医療の役割は重大です。その中核に開業医がいます。地区医師会の最大の役割は開業医の安心・安全の確保です。公共性とは「無くてはみんなが困る」です。公益性は「有ればみんなの役に立つ」です。再度、問いたい。「開業医の存在は公益性なのか公共性なのか」と。「地域医療の崩壊」とはまさに「公共性の喪失」にほかなりません。

御津医師会は国立病院機構岡山医療センターに対して何が寄与できるのか。答えのひとつが在宅医療の推進です。入院の必要性が少なくなった患者をできるだけ迅速に在宅医療に迎える体制づくりです。入院用の病床は貴重な社会資源です。効果的にして効率的な病床の活用に寄与できれば幸いです。御津医師会として包括的な在宅医療体制推進に尽力をしたく思っています。あらためて、青山興司院長をはじめとする国立病院機構岡山医療センタースタッフの英断に感謝します。（2009年7月）

総合病院と各地区医師会との相互扶助システム

会長・菅波　茂

9月9日に開催された岡山済生会総合病院開放病床運営委員会後の懇親会閉会にあたっての平松信副院長の挨拶が印象的だった。「無くなって大切だとわかるものは、親と健康と紹介医」の一句である。紹介医への核心を突いた本当にうれしいメッセージである。あらためて感謝をしたい。

紹介医とは開業医である。開業医と勤務医はどこが違うのか。同じ医学教育を受け、同じ医師ライセンスのもとに地域住民の「命の普遍性」を守るために日夜がんばっている。開業医と勤務医は車の両輪として、いずれもが不可欠である。良きパートナーとしての宿命にある。似て非なる点はただ1点。それは開業医には常に倒産という影がつきまとっていることである。倒産とは一家が路頭に迷うことである。診療所開設の借金をして初めて倒産の恐怖に襲われる。

日本医師会は自らを学術団体と称している。一面の真理である。しかし、医師会のギルド的側面を隠せば偽称である。ギルド的側面とは、保険点数を上げたり、行政から補助金を引っ張り出したりする外部からの利益誘導だけではない。不可欠なことは、ギルドの構成員の生存保障である。開業医の生存保障とは病気や事故などのやむをえない休院を一定期間保障することである。

開業医の一時的休業は所属する大学の医局によって保障されてきた。医局による保障は今や過去の栄華である。では、誰が開業医の一時的休業を保障できるのか。基本的には地区医師会しかない。地区医師会だけで保障し切れるのか。おそらく不可能である。その自助努力に加えて、更なる外部と連携した相互扶助システムの構築が最良である。

御津医師会は「医療現場を守る相互扶助プログラム」の一環として、御津医師会会員相互の「有事医師派遣制度」を創設した。3週間の生存保障プログラムである。これに国立病院機構岡山医療センター青山興司院長から公式な支援表明をいただいた。有り難いことである。本当に感謝しかない。

平松信副院長の「無くなって大切とわかるものは、親と健康と紹介医」の一句が岡山市内の総合病院と各地区医師会との貴重な相互扶助システムへと発展することを期待したい。（2009年10月）

新たな社会セイフティネットとして

会長・菅波　茂

10月21日の理事会で御津医師会として「生活困窮者無料低額診療プログラム」を前向きに検討することが決定した。昨年9月のリーマンショックに端を発した世界不況に巻き込まれた日本経済の状況は予断を許さない。企業収支の改善傾向は人件費の削減といっても過言ではない。ますますの失業者の増大が懸念される。保険証の無い人たちや医療費の払えない人たちの疾病治療をどうするのか。従来、生活困窮者を患者として10％以上を受け入れている医療機関は申請により提供した医療費の補填がされる制度がある。最低の社会セイフティネットは保障されているが、その医療機関の数は少ない。２０１０年以後、経済不況が厳しくなる社会状況には不安が残る。

個々の開業医が生活困窮者にどのように対応できるのか。持ち出しか、診療拒否である。診療拒否ができる開業医は稀である。残された方法は持ち出ししかない。個々の開業医に社会的責務を任せるのは最悪の選択肢である。

個々の開業医を会員として統括する御津地区医師会としてその任を果たすのが最良と考えたい。ただし、御津医師会地域内の生活困窮者が必ずしも会員の医療機関を受診するとは限らない。会員の医療機関を受診する生活困窮者が本当に生活困窮者とは判断できない。誰が御津医師会地域内の生活困窮者の実状を把握しているのか。それは町内会をはじめとする地域諸団体である。

幸いにして、御津医師会は夜間診療輪番制度の実施において連合町内会を1年半に及ぶパートナーとしてきた実績がある。新型インフルエンザ対策でもパートナーとしての連携をしている。町内会は町内の住民の生活に関する相互扶助組織である。生活困窮者を支援するのも大切な業務である。医師会の社会的責務は地域住民の命を守ることである。

地域住民の生活を守る町内会と地域住民の命を守る医師会との連携が「保険証をもてない生活困窮者」の支援に新たな社会セイフティネットとして役立つことを期待したい。

（２００９年11月）

地域医療崩壊防止に関する提言

会長・菅波　茂

新春のお慶びを申し上げます。

岡山県の地域医療崩壊防止に関する提言をします。岡山市が政令市になった岡山県医師会の最大の使命は南北医療格差是正です。医師会にとっての地域医療とは「会員の生存権を保障し、地域住民の命を守ること」です。岡山県医師会抜本改正のため下記の5項目の実現を提言します。

①岡山県医師会長と知事とのトップ会談の定期的開催：県民の生活を守る知事と県民の命を守る医師会長の相互理解と相互信頼が不可欠。

②岡山県医師会理事数の南北格差の是正：現在の理事の多数が学術専門部会から推薦された県南（岡山市と倉敷市医師会）会員。県北の会員が理事業務を遂行する不適切な環境の整備。

③会員の生存権の保障：医局による支援体制の崩壊後、医師会による会員の生存権の保障なし。

④「地域医療」理事会の創設：健康保険法と介護保険法にもとづき地域医療現場を守っている郡市地区医師会長会議の昇格。「地域医療」は医療現場での地域諸団体との連携と信頼が不可欠。

⑤危機管理体制の強化：県民の命を脅かす新興感染症、災害や空港事故等に対する体制不備。

御津医師会は岡山市北部と岡山県の中央に位置する吉備中央町を含み、南北医療格差問題を内部に抱えている地区医師会です。御津医師会「医療現場を守る」相互扶助プログラムを「会員の生存権を保障し、地域住民の命を守る」視点から実践してきました。「相互扶助」を原点として、多くの智慧と経験を学びました。この成果が岡山県の地域医療崩壊防止に役立つことを願い、上記の5項目を提案しました。その実現にお役に立てばと、塚本眞言副会長を次回の岡山県医師会理事候補として御津医師会は決定しました。ご理解とご支援をよろしくお願い申し上げます。

なお、2008年8月に発生したリーマンショック以後、長期的に経済・社会的混乱が悪化すればするほど、「会員の生存権を保障し、地域住民の命を守る」地域医療体制の緊急確立が必要とされます。岡山県医師会抜本改正への御津医師会の真摯な気持ちを理解していただければ幸いです。

（2010年1月）

さらに2つのプログラムが加わりました

副会長・難波　晃

新年度となりました。昨年12月5日の御津医師会臨時総会において次期会長に御指名いただいたものとして、少し今後の抱負、方針について述べさせていただきます。

御津医師会は2年前、菅波先生が会長に就任された時点で、その内容、面目を一新しております。すなわち「見捨てるなその命」のスローガンのもと、御津医師会員の団結を図り、地域医療を守るべく総合扶助プログラムが掲げられ、その内容が少しずつではありますが実現されております。プログラムには2年前新執行部発足の時点で7つ、すなわち①緊急蘇生対応プログラム、②夜間輪番制プログラム、③病診連携プログラム、④地域連携・社会教育プログラム、⑤プライマリケア研修医受け入れプログラム、⑥限界集落医療対応プログラム、⑦有事医師派遣プログラムがあります。②夜間輪番制ではすでに開始1年半が経過し、各地区町内会との連携もスムースに継続されております。今後一層の浸透普及が期待されますが今年からはそれなりの報酬支払いも考慮されております。③病診連携としてはMDS勉強会、認知症勉強会、さらに岡山医療センターと連携しての糖尿病懇話会の開催等、介護面も含めた連携、知識の充実に努めております。また来る5月16日には御津医師会主催、発熱外来の対応訓練が予定されています。この訓練実施については2年前の時点、強毒性鳥インフルエンザの発生がマスコミ等で話題になった時すでに考えられておりましたが、現時点においても1地区医師会が主体となり訓練が実施されることは全国に先駆けたことではないかと思われます。また岡山空港での飛行機事故発生時の対応についても、地元医師会として、その初動対応等検討がなされています。

このように各プログラムにつきそれぞれに実現化しつつあるわけですが、今年はさらに2つのプログラムが加わりました。1つは認知症地域支援プログラム、2つめは生活困窮者無料・低額診療プログラムです。御津医師会は幸いにも医師会先輩の先生たちのご尽力で、ある程度の資金的余裕もあります。今後法人としての医師会のあり方も考えていかなければなりませんが、その資金の使用法として、これらプログラム実現のための資金に充てることもまた有意義ではないかと思われます。更に今年は御津医師会会員から県医師会に理事を送り出すこともでき、一層地元地区医師会として内容を充実させていくことも必要です。

今後2年間御津医師会のかじ取りをさせていただくことになりましたが、不肖私にとりましては本来大変荷が重いものです。しかし御指名をいただきました以上、今までの2年間菅波体制下で培われたノウハウをもとに、これらプログラムの実現を基本線にして今後の御津医師会の充実をはかるべく一心に努力したいと考えております。会員諸先生方のご指導ご鞭撻何卒宜しくお願い申し上げます。（2010年4月）

胸を張って自慢できる我が医師会の宝

副会長・森脇和久

〝岡田ジャパン〟の快進撃（6月28日現在）が、うっとうしい梅雨空を吹っ飛ばしてくれています。会員の皆様もなんとなく元気をもらいながら、毎日の診療にあたっておられる事と存じます。

さて、わが御津医師会も難波新体制のもと、4月の総会、5月の「強毒性インフルエンザ流行時の発熱外来の設置訓練」、6月の「御津医師会地域医療シンポジウム」と立て続けに大きなイベントを開催し、〝岡田ジャパン〟同様順調に船出を致しました。ひとえに、会員の皆様方の甚大なご協力の賜物と深く感謝申し上げます。

しかし、新執行部の一員として、何といっても感謝にたえないのは、「有事医師派遣制度」の初めての実施にあたり、会員の先生方から多数のご協力の申し出があった事です。スケジュール調整に戸惑った初めの二週間を、直ぐに快く埋めて下さった国立病院機構岡山医療センターの先生方、後半二週間で自院を休診してまでご参加頂いた会員の先生方、誠に有難うございました。厚く、厚く御礼申し上げます。

菅波前会長が御津医師会会長に就任された時、まず最初に提唱されたプログラムが「有事医師派遣制度」だったと記憶しています。「病気等で休診せざるを得なくなった医院を、他の医師会員が分担して出向き、診療に当たる。こんな夢のような制度が本当に実施できるのか？」と内心では不安に思っていました。しかし、此の度実際にこの制度が実施され、成功裡に終える事ができ、会員一同の勇気と、結束の固さを大いに誇りにしたいと思います。

この御津医師会有事医師派遣制度は、どの医師会に対しても胸を張って自慢できる我が医師会の宝であり、この制度が有効に機能している限りは〝御津医師会〟の快進撃も続くものと自負しております。医師会会員の先生方のさらなるご協力を切にお願いする次第です。（２０１０年7月）

連携には、出会い、話し合い、分かりあうことが何より大切

副会長・大橋　基

医療連携について、先達お二人の意見を思い起こしました。

「住民は日頃から、地域のかかりつけ医に医療・健康診断・相談・指導を受け、必要なとき適切な病院へ紹介される。病態が安定したとき、返送あるいは逆紹介により再び地域のかかりつけ医に見守られ生活を続ける。大病院を選び治療を受けて病状が安定しても、病状が悪化した場合を心配して病院を離れられない。病状が悪化したときいつでも病院が引き受けることが理解されれば、患者は喜んで地域の診療所を訪れる。

その結果、住み慣れた地域で安心して暮らすことができる。これこそ医療の果たす役割である。医療連携とは、あらゆる医師が、患者を自分の患者ではなく私たちの地域の患者として認識し、さらに患者の生活を大切にすることである。」（日本医師会理事　野中　博）

「医療者に求められる意識改革と地域医療連携の視点は
・分野は違っても医療と関連する必要な制度を正確に理解すること
・急性期病院の勤務医は急性期病院以外の医療とケアの空間を理解すること
・患者本位の視点で必要な専門職と可変的なチームを編成すること（多職種協働）
・開業医は主治医機能を発揮して在宅医療・ケアを重視したチーム医療・ケアを行うこと
・長期継続ケアを原則とした地域における包括的な医療とケアシステムを意識することである。」（尾道市医師会長　片山　壽）
というものです。

第二回御津医師会「地域医療」学術シンポジウムでも急性期病院の役割、かかりつけ医の役割、急性期、回復期といった病院間の機能分化と連携（医療連携パス）について地域住民の方を含め活発な意見交換がなされ認識が深まりました。やはり、連携には、出会い、話し合い、分かりあうことが何より大切であると感じています。（２０１１年２月）

在宅医療を医師会全員で推進しよう

副会長・森脇和久

「満床で入院はお引き受けできません。」また断られた。最近はいつも入院を断られる。さあ、どうしようか？　6月21日午後5時55分、「主人が玄関先で倒れて意識がない。」との患家からの電話で、病院に入院治療をお願いしたが満床との由、別の二つの病院に連絡し、三軒目の病院でやっと引き受けて頂けた。

大震災に遭遇した今年、医師としての使命、医療の原点としての救命救急医療の重要性を改めて痛感した。翻って、自分は開業医として十分使命を果たしているか？　地域の急性期医療は十分な体制がとられているか？　医師会として地域医療に十分貢献できているか？　等々、色々考えさせられる今日この頃である。

冒頭に述べた事例であるが、入院を断った病院を非難するつもりは毛頭ない。いつも満床で空きベッドを用意できない体制、すなわち急性期→亜急性期→慢性期→維持期→在宅という切れ目のない医療の流れが地域内で構築出来ていない結果と考える。地域医療連携が叫ばれて久しいが、本当に我々が納得できる連携が出来上がっているだろうか？　恐らくどなたも満足されていないであろう。何処に問題があるのか、病院？　療養病床？　老健？　開業医？　お互いの連携？　……恐らくこれらすべてにおいて問題があろうと思われる。

我々開業医が、右記切れ目のない医療の流れのなかで出来ることは在宅医療であろう。多くの先生方はすでに懸命に在宅医療に取り組んでおられる。小生も「家に帰りたい。家族と一緒にいたい。」という患者さんの希望に沿える様に努力しているつもりである。しかし、「このやり方で本当に家族は満足しているだろうか。もうすこし良い方法はないだろうか」いつも自問自答している。個人個人では限界がある、医師会全体で在宅医療を考えてはどうであろう？

- 家族への啓蒙や家族が「死」を受け入れやすくする様な講演会
- 多職種間でのメーリングリストの作成（いつでも気軽に話し合えるように）
- 病院の医師（入院中の主治医）、医師会員等とのメーリングリストの作成（色々な科の医師と相談できるように）
- 急変時に入院させてもらえる後方医療機関の確保（医師会としてお願いする）
- 顔の見えるヒューマンネットワークの構築

等々、医師会でしか出来ないことであろう。

在宅医療は、切れ目のない地域医療連携の要であり、全人的医療を掲げる我々開業医の使命と考える。今、医師会には「地域医療を担おう」というゆるぎない意志と決断力と行動力が求められている。（２０１１年7月）

「多職種連携・異職種連携」がキーワード

会長・森脇和久

猛暑が続いております。皆様いかがお過ごしでしょうか。

参議院選挙も自民党の大勝でしたが、はたして今後の医療政策等はどうなるのでしょうか。経済成長重視ですと、医療・介護を含めた社会保障は当然押さえつけられるでしょうね。

ＴＰＰ交渉、アメリカの保険会社の参入、薬のネット販売の解禁ｅｔｃ．、金科玉条のごとく守ってきた国民皆保険さえもどうなるのか……。

さて、7月26日に開催された平成25年度岡山県備前保健所運営協議会に、御津医師会の吉備中央町管内の医療（医師会）の代表委員として出席致しました。

保健所の主要施策として、

•子育て支援の推進
•ノーマライゼイションの推進（障害者自立支援の推進、難病患者の地域生活支援）
•健康長寿社会の推進（高齢者の生活支援、社会福祉施設等の指導監査）
•県民の健康生活の確保（健康づくり、心の健康づくり）
•安心な医療体制の確保
•健康危機管理対策（食の安全・安心、災害時要援護者支援等）

以上６点が示され、それぞれ具体的な説明がありました。

その後、参加メンバー（栄養士会、愛育委員会、福祉協議会、警察署、病院協会、医師会、歯科医師会、薬剤師会、看護師会、計22名）による意見交換がなされました。いろいろな話題が出ているときに、ふと「参加メンバーといい、話の内容といい、どこかの会議に似ているな？」、「そうそう、うちでやっている御津ネット、津高・一宮ネット、吉備中央町ネットと同じだ」と感じたのです。

御津医師会も、在宅医療推進のため３つのネット会議を通して、多職種・地域と連携しつつ、「地域包括ケア、地域づくり」に貢献したいと願っていますし、それが役目だとも思います。この会議の閉会時、健康福祉部長様が「保健所も地域の多職種の方々との連携が大切である」と結ばれましたが、これからの社会は「多職種連携・異職種連携」がキーワードになると実感しました。

会員の先生方、地域の催しもの・会合ｅｔｃ．なんでも、人が集まるところに出てみましょう。何か新しい出会い、発見があるかもしれませんし、われわれ医師・医師会の進むべきヒントがあるような気がしますが……。（２０１３年８月）

地域連携室の機能をもっと強化

会長・森脇和久

新年あけましておめでとうございます。

皆様お元気で、良い年を迎えられたことと存じます。

昨年は、年末12月7日に第一回岡山県医師会会長賞を御津医師会としていただきました。今までの医師会活動、①夜間輪番制度、②有事医師派遣制度、③地域医療学術シンポジウム、④在宅医療推進連携事業等が評価されたもので、「見放さないその命、地域医療を守る御津医師会」というキャッチフレーズを誇らしく、益々大切にしたいものだと強く感じました。

さて本年の医師会活動ですが、今まで通り

〝地域に対して医師会として何ができるか〟

〝地域包括ケアシステム・地域づくりに医師会がどう絡んで行けるか〟

ということを常に念頭において活動したいと考えています。

岡山県医師会報第１３７１号の視点、岡山県医師会理事江澤和彦先生の「２０１４年診療報酬改定の方向性と２０

18年4月ターニングポイントの意義」という論文、大変興味深く読ませていただきました。今後の我々開業医の目指す方向性、医師会が果たす役割のヒントが得られたように思います。国は、2025年に向けて「医療費はもう上げない！ 限られた財源の中で地域医療ビジョンを構築しなさい。急性期病院は救急医療を、中小病院は亜急性期医療（ポストアキュート、在宅・介護施設の緊急受け入れ）を、開業医はかかりつけ医機能の強化（在宅医療への参加、高血圧・糖尿病・脂質異常症・認知症の全人的かつ継続的診療）をしなさい」という強力なメッセージを送っています。これに応えるにはそれぞれの組織が機能分担し、連携する以外に道はありません。

地域医療ビジョン構築に医師会として積極的に参加し、意見を発信する必要があると思います。地区医師会の義務は、地域のあらゆる組織間の連携を調整しつつ、地域住民とともにより良い医療・介護体制を作り、守ることでしょう。御津医師会地域連携室の機能をもっと強化し、医師会員のかかりつけ医機能（外来診療・在宅医療）も地域医療ビジョンの中心となるよう頑張りましょう。

掛け声だけでなく、実行に移すのは今年でしょう!!

会員諸先生がたのさらなるご指導、ご鞭撻、ご協力をお願いする次第です。

本年もよろしくお願い申し上げます。（2014年1月）

機能分化と連携が今後の医療の方向性

理事・大橋　基

病や障害を得ても「住み慣れた地域で生活を続けたい」という人を皆で支えようということが「地域包括ケア」という考え方です。「地域包括ケア」の推進のためには、医療機関同士の連携はもちろん、介護施設、地域の住民組織、行政との連携も図っていかなくてはなりません。介護の方は地域包括支援センターが担っていましたが、医療面での支援が弱かったので、地域包括ケアの中の医療ニーズに対応する体制を作りなさいという事で在宅医療連携拠点事業というモデル事業が開始されました。

在宅医療連携拠点事業で行うべき事は

1. 在宅利用の推進及び多職種連携の課題に対する解決策の検討
2. 効率的な医療提供のための多職種連携等
3. 在宅医療に関する地域住民への普及啓発
4. 在宅医療に従事する人材育成
5. 効率的で質の高い24時間対応の在宅医療の構築

等です。そして、機能分化と連携というのが今後の医療の方向性です。

急性期病院は急性期病院としてのパフォーマンスを発揮し高度な先進医療を濃密に行う、そして、治療が終わればふさわしい医療機関ないしは在宅に移っていただく。そして、厚生労働省は5疾患5事業および在宅医療と、医療計画の中に在宅医療を明確に位置づけました。少子高齢化に伴い、高齢の患者さんが救急医療、急性期病院医療のかなりの部分を占めており、地域での急性期医療機関の疲弊の一因ともなっているとの報告もあります。

２０１２年の春、在宅医療を推進することが地域医療の疲弊を救うという永井先生のお話を聞き、目から鱗の心境でした。是非急性期病院のスタッフの方々にもこのお話を聞いていただきたく、関係各位にご尽力いただき２０１２年9月8日に岡山医療センターで永井先生の講演会を開催させていただくことができました。我々開業医も在宅医療を頑張り急性期病院の先生方との連携も深め、一緒になって少子高齢化社会、多死社会を乗り切っていける医療体制を築ければと思っております。

幸い、行政（岡山県・岡山市）も協力的で連携できる体制が整いつつあります。

　今年度も岡山県から在宅医療連携拠点事業の委託を受けました。活動内容は医師会ＨＰに掲載してまいります。ご理解とご協力をお願いいたします。（２０１４年５月）

先を見通して覚悟を決めていく

会長・駒越春樹

　新年明けましておめでとうございます。

　２０１５年、本年もどうぞよろしくお願い申し上げます。

「地域包括ケア」というおおよそ中学校区を区域とする医療・介護のシステム作りが、急速に進められてきています。今から先数年以上地域医療にかかわる予定であれば、先を見通して覚悟を決めていく必要があります。我々の多くはかかりつけ医として長期にわたり地域の住民の皆様と関わり、時が経過してやがて在宅医療に移行してもさらに関わりが続きます。このような診療所の医師はもちろん、急性期医療に特化した病院の医師にも在宅医療連携をいかにスムースにするかということが求められてくるのではないでしょうか。この両者をつなぐ場としての医師会のあり方を考え、進めていく必要性を感じています。

　地域包括ケアでは医療・介護だけでなく、買い物や、娯楽から始まり権利保護など生活の視点も同時に考えていくことが求められています。医師会として地域づくりの提案をしてゆくことも求められています。御津医師会としては、夜間診療輪番制度の立ち上げをきっかけにして地域の町内会長さんとの協定を結んでいます。地域のことは地域に聞けという思いで、地域の方々の直接のご意見を聴くとともに、地域に密着して活躍しておられる会員の皆様からのご意見を聴くことが重要です。ぜひ御津医師会の活動に参加できるときにはご出席いただき、ご意見をおきかせいただきたいと思います。

御津医師会は岡山市北部を中心とする地域の医師の集まりです。これまで会内南北での事情の違いが相互理解の壁になることもあったと思います。津高、一宮地区は医療機関、介護施設に恵まれていますが、今後急速な高齢化に対処するため様々な組み合わせのチームを作り、意思疎通をどうするかが大きな問題です。御津、建部、吉備中央地区は高齢化率が現在すでに40％前後で、サービスが不足がちですが顔が見える関係作りが比較的容易で、ある意味日本の未来を先どりしているのかもしれません。

地域によりそれぞれの特徴があり、参考にしたり、補い合える関係が進化していけばよいと思います。さらに本年4月に予定している高松、足守地区の医師の皆さんとの合流について準備中ですが、お互いの地区での地域包括ケア体制がさらに進むように協力していきたいと思います。

以上年頭に当たり所感を述べさせていただきました。会員皆様のご指導、ご協力をお願い申し上げるとともに、本年が皆様にとりまして良い一年であることを祈念いたします。（２０１５年1月）

新しい仲間を迎えて

会長・駒越春樹

庭の蠟梅の木にメジロが二羽やってきて、夢中になって花の蜜を吸う姿が見られました。春の訪れを感じます。春は別れの季節であり、また新しい出会いの季節でもあります。

２０１４年６月に吉備医師会の岡山市高松地区、足守地区の全会員34名の方から、御津医師会に入会合流したいとの正式な申し出がありました。高松・足守地区は私たちの医師会の西に隣接する地域で、同じ行政区域にあります。この両者を合わせると広大な地域となり岡山市の北西部の大半を占めます。この10年ほどの間に、講演会や、懇親会を通じて個人的な付き合いも増えており、かなり親密な関係ができていました。さらに合流準備委員会を作り、合流に向けての退会、入会などの諸手続き、合流後の医師会活動、情報伝達・広報の方法、役員のことなど協議を重ねて参りました。６月22日に御津医師会理事会全員で、定款第７条第１項に従い、申し出のあった34名の全員の入会を承認しました。３月31日に吉備医師会を退会し、翌４月１日に御津医師会入会となるよう手続きを進めています。

入会に先立ち本年３月14日には臨時総会を開催し、「理事会で入会を認めた高松・足守地区の皆様を大いに歓迎することを表明する」決議をしたいと考えております。是非、皆様のご賛同を得て、円滑な受け入れができるようにしたいと思います。臨時総会後、顔合わせのための歓迎の懇親会を行います。できるだけ多くの会員でお迎えしたいと思います。ご参加の程よろしくお願い申し上げます。

今回のことは、法人同士の合併とは異なり、法人格を持たないある地区の医師がまとまって同時に入会するということで、あえて合流と呼んでいます。他医師会から合意の上地域でまとまって退会してくるということで、今回の入会に関しては入会金は頂きません。先日吉備医師会から、公益目的支出計画に支障のない資産を一部御津医師会に寄付したいとのお話をいただき、種々検討の結果寄付をお受けすることに致しました。

合流後新たな仲間同士で開業医、勤務医と、立場は異なっていても会員の生存権を保障し、医師として地域住民の命を守っていくために何ができるのか一緒に考えていきたいと思います。（２０１５年３月）

第7回御津医師会「地域医療」学術シンポジウムを迎えるにあたって

会長・駒越春樹

処暑の折とはいえまだまだ暑さは厳しいものがあります。会員の皆様におかれましては夏バテ対策は十分でしたでしょうか。先日恒例のビヤパーティーを行い、26名の方にご参加いただき秋に向かう英気を養いました。

さて今年も当医師会の「地域医療」学術シンポジウムを企画中です。平成21年から始めたこのシンポジウムも今年で7回目になり、重要な活動の一つとして定着してきているように思います。わたくしたちは、この会がその時々の御津医師会の活動のまとめとなる場として大切なものと思っています。また行政、教育、医療・介護にかかわる人々の意見をいただきながら、医療・介護・福祉に関する情報を地域の方々と我々が共通の認識を持てる場となるように努めてきました。参加された方からは「テーマに関するいろいろな考えがわかった。」「医師会の先生方の本音の意見が聞けて良かった。」などの反応をいただける会になってきています。

振り返ってみますと、第1回は「御津医師会の活動内容の紹介」、第2回は「地域住民・病院・診療所・介護施設等相互の信頼形成をめざして」、第3回は「認知症の方を地域でいかに支えるか」、第4回は「在宅での看取りを考える」、第5回は「おうちにかえろう〜住み慣れた自宅での療養生活のために〜」、そして昨年の第6回のテーマは「ときどき入院、ほぼ在宅〜地域で支える〜」でした。これまでたくさんの方に講演していただき、また意見交換することができました。

いわゆる団塊の世代がすべて75歳を迎える2025年まで、あと10年ほどになりました。

2025年に向けての国の進める地域包括ケアシステムづくりは、まだまだ地域住民に浸透しているとは言い難い状況です。岡山県の地域医療連携拠点事業を委託されて3年になります。御津地域を中心とするみつネットの活動から始まり、津高一宮地区の活動は岡山市の他地区の活動に少なからぬ影響を及ぼしているようです。地域住民の皆様をはじめ、多職種の方々とさらに連携を深め、共通の認識を持って、地域の医療・介護、福祉が向上するよう努力していきたいと思います。御津医師会は地域包括ケアが実現できるよう、在宅医療の充実を図り、介護関係者との連携を強め、また地域の特性に基づく御意見に耳を傾け続けていきましょう。

第7回のシンポジウムを、11月3日岡山市立市民病院の1階ホールで開催します。「リビングウィル―これからの私たちの健康観―」がテーマです。今後複数の慢性疾患を抱えながら、住み慣れた地域で人生の最終段階を迎える人が急速に増えていきます。私たちの健康観も変化して、病気を「治す医療」とともに、心身の状態に応じて最大限に生活の質が保たれ、その人の尊厳が守られる「支える医療」が必要になります。私たちがこの4月に合流をして5か月が過ぎました。日ごろの御協力に感謝しております。ぜひこのシンポジウムの企画にもご意見をお寄せいただき、また当日参加していただきたいと思います。（2015年9月）

御津医師会の災害救急医療

理事・災害救急委員会　難波　晃

今年も8月30日岡山県総合防災訓練が実施されました。晴れの国・岡山は幸いなことに国内でも有数に災害の少ない県ではありますが、それでも他県の災害に関して一医療人としてもなにかできることはないか、考えざるを得ません。また最近危惧されている南海トラフ大地震が万が一にも発生した場合、我が岡山に於いても被害が発生する可能性はあります。大きな被害を出した昨年の御嶽山、また最近の阿蘇山噴火等の火山活動、さらに頻発するマグニチュード4～5程度の地震（ちなみにこの規模の地震発生は毎月4～5回は日本中どこかで起こっているようです。）などを考えてもやはり平素からの準備が肝要と考えられます。

岡山県における災害防災訓練は、県・市防災会議の提唱により岡山県警警備課、消防局警防課、また岡山赤十字病院をはじめとする県下8つのＤＭＡＴ（Disaster Medical Assistance Team　災害派遣医療チーム）等の参加のもと毎年開催され、岡山市医師会、岡山市内医師会連合会も参加しております。岡山市内医師会連合会は六医師会の内、順番に一つの医師会が1班の医療チームを派遣するという形で参加しており、来年は御津医師会の当番になっています。（来年度救護班班長の先生よろしくお願い致します。）また岡山空港における航空機事故総合訓練も、こちらは2年おきですが空港管理事務所の依頼により同規模で開催されています。御津医師会はそのエリアに岡山空港があり地元医師会として毎回訓練に参加しています。その責任は重大であり、以前は御津医師会が独自に救急医療資器材搬送車、救難車や空港常設の医療器具の点検等を実施していたこともありました。

御津医師会における災害救急医療は、昭和64年、12代御津医師会長故三村一先生の岡山空港事故に対応した「岡山空港災害救急医療マニュアル」に始まると考えられます。また現在災害発生時世界で活躍しているAMDAは、言うまでもなく菅波茂14代御津医師会会長が設立、代表を務めておられますが、国連経済社会理事会に認定されているNGO法人であり、近々起こるかもしれない南海トラフ地震に対しても、先日9月12日総社市に於いて総社、丸亀、徳島、高知各市との協定のもと広域での対応プログラムの説明会を開催する等着々と準備を進めておられるようです。今後御津医師会としてもできうる限りの支援協力をし、災害対策を行うべきと考えます。（2015年10月）

命と健康の問題に最終的にかかわるのは医師

副会長・大橋　基

去る3月5日の臨時総会で次期会長就任を承認いただきました。感謝致します。

抱負といわれましても特段の思いはないのですが、今まで考えてきたことを少し整理して紹介させていただきご挨拶としたいと思います。

現在の医療体制のままでここまで進んだ高齢化の波を乗り切るのは難しいと国が考え始めたのは、後期高齢者医療制度を導入しようとした平成20年ころだと思います。解決策として地域包括ケアという考えが示され、一つの柱である在宅医療を推進するために平成24年在宅医療連携拠点事業がはじまり、来年度からは市町村事業として継続されていくことが決まりました。当初そのモデル事業に参加の意思表示をする際に御津医師会を紹介しました内容をお示し致します。

御津医師会の紹介：相互扶助の精神で「会員の生存権と地区住民の生命と健康を守る」を会是として活動しています。多職種連携のためにワールドカフェ形式のワークショップ（高齢者を地域で支えるには・終末期を考える）の開催をしてきました。更に、脳卒中の在宅パスの作成普及に急性期病院・回復期病院・介護支援専門医協会と一緒に取り組んでいます。ステイクホルダーである地区の町内会長との定期的な会合や愛育委員会での講演などに積極的に取り組んでいます。それらの成果として、地域住民を招待してのシンポジウム（急性期病院の役割と医療連携・認知症を地域で支えるには）を開催し地域との連携を進めています。

何故医師会かという問いに対しては以下のように答えたいと思います。やはり命と健康の問題に最終的にかかわるのは医師です。ただ、地域での多職種協働では、できれば病院のようにヒエラルキーの上部にあるのではなく、お互いがフラットな関係でそれぞれの専門性を生かした意見交換をサポートする立場で活動したいと思っています。地域住民・急性期病院関係者・行政全てに声をかけ得る組織（小生は何でも載せられるプラットホームと呼んでいます。）が地区医師会という組織であると思っています。とりあえず、地域での健康・生命の問題に対するには外す事が出来ない組織で、さらには全ての多職種をまとめられる組織として地区医師会を活用することが問題解決の近道であると思っています。

以上のように紹介しました。現在も同じ思いです。これからも、医師会の存在感を示しながら各方面との協働作業で地域包括ケアシステムの構築に参加できればと考えています。ご指導、ご鞭撻のほどよろしくお願い致します。（2016年4月）

距離は縮まったか

御津医師会会長　駒越春樹

合流後初めての役員改選がおこなわれ、3月5日の御津医師会臨時総会で20名の新理事が承認されました。正式な就任は5月21日の定時総会後になります。この2年間の活動の中で、御津医師会が人材の宝庫であることを再確認させてもらいました。そして今回若い方の参加が増え、今後の御津医師会の運営がより良いものになっていく可能性を感じています。若い力に大いに期待し、応援していきましょう。

ところで、私たちの医師会の会員同士の距離は縮まったのでしょうか。総会、合流を祝う会、在宅医療を進める会、夏のビアパーティー、シンポジウム、報告と感謝の集いなどを開催し、また有事医師派遣制度での助けあいもありました。しかしまだまだ参加者は限定されています。今後、理事等の役をしていない方もより参加しやすい集える場が必要ではないでしょうか。

医師会は属している診療所の医師だけでなく、病院医師を守ることも考えなければなりません。診療所と病院との距離について、岡山医療センター、金川病院、福渡病院、済生会吉備病院との関係はどう変わったでしょうか。岡山市北部地域合同連携デスクを介して、医師会内にとどまらない岡山市北部地域を中心とする病院との連携が深まったと思います。また今回の診療報酬改定が求めているように、病診の距離をさらに縮めて地域内で医療が完結できるようにしていくことが大切です。

さて２０２５年を目標の年とした地域包括ケアシステムの実現のためには、医療・介護に関わる多職種との距離、地域との距離をできるだけ縮めておくことが求められています。地域包括ケアでは、高齢者、認知症の方、さらに障碍者だけではなく、広く精神疾患、小児難病などもふくめて、地域でどう支えていくかの答えを出していかないといけません。在宅医療拠点事業で行ってきた私たちの活動は、今後さらに会内の広い地域で取り組むことが求められます。在宅医療拠点事業が終了し、財源が制限されています。当面費用の掛からない活動が中心になると思います。その中で本当に必要なものをどのように実現していくか創意工夫が求められます。

この2年間御津医師会会長として、いろいろな場面に立ち会わせていただきました。

そして、なかなか出会えない多くのチャンスをいただくことができましたことにまず感謝致します。改めて御津医師会の持つ力を再確認させてもらうこともたびたびでした。会長に決まった時会員の先生から「ご愁傷さま」と言われて少し驚き、その多忙さに対してのご心配かなと思っておりました。実際結構多忙でした。その中で「困った時には手伝うから」という先輩の先生の言葉に大いに助けられました。会員の皆様方には2年間ご協力、ご援助ありがとうございました。先に述べたそれぞれの距離が少しでも縮まっていたなら、会長として貢献できたのだろうかと思っています。（２０１６年5月）

地域包括ケア時代と医師会の使命

会長・大橋　基

我が国の医療はこれまで、先進医療の発展を軸に、世界のトップレベルの医療システムを誇ってきました。しかし急性期や、回復期、慢性期といった病床機能の区分を変えても、生活を支える医療や介護の状況が一変しない限り、少子高齢先進国の対応として、世界に誇れる体制には全くつながらず、むしろこれまで築き上げてきた財産を失うことになりかねなません。今後の医療の発展には未曾有の超高齢社会を踏まえて、医療を必要とする患者の様々な地域での生活を継続するために、「かかりつけ医」を核とした地域医療や介護体制のあり方が極めて重要です。昨年11月3日の御津医師会シンポジウムでも、「かかりつけ医」を持つことが問題解決につながることをお話しして、具体的な地域での取り組みを紹介しました。

日本を支える社会資源は高齢者そのものであり、社会全体として日常生活のなかで医療や介護を活用して、自分らしい生活を送りながらさらに地域に貢献できるような、いわゆる「元気高齢者」を支援していく必要性が増しています。そのためには、生活に軸足をおき、必要に応じた医療・介護を提供できる在宅医療ケア体制の整備に、関係機関が協働しなければなりません。専門医主導によって医療が治すことを目的としてきた従前の対応を見直し、たとえ病気や障害を抱えても、地域で自分らしく生き社会に貢献できるよう、生活者を支える医療・介護を進めていく大変革の時代です。地域包括ケア時代としての今を受け止め、行政や住民の信頼を受けて地域支援事業の推進等に積極的に関わることが、地域医師会の役割の本質であることを認識しない限り、この時代を乗り越えることはできません。

地域医師会と地域行政とが一体となって、地域の生活者の理解と協力を得て、多機関・多職種と共に、地域特性を踏まえた地域包括ケア体制づくりに取り組む必要があり、その一つの形として、「時々入院・ほぼ在宅、時には施設で」を具現化するためにも、「岡山市北部地域病診医介連携ネットワーク」を実りあるものにしていくという事を医師会活動の大きな柱としたいと考えています。新年にあたり会員諸氏のご理解とご参加をお願いする次第です。

（２０１７年１月＝平成26・27年度日医介護保険対策委員会答申を一部改変して使用）

これまでとこれから

会長・大橋　基

　昨年5月21日の総会で、会長就任を了承いただいてあっという間の一年でした。この一年の出来事を振り返ってあと一年を展望してみたいと思います。かなりいろいろなことがありました。

　医師会行事としましてはシンポジウム・報告と感謝の集い、町内会長さんとの懇談会、岡山市北部地域病診医介連携ネットワーク会議等々。開催の目的の明確化と事後評価については検討すべき課題として残っていると認識しています。個人的には全国介護サミットが昨年10月に岡山で開かれ、発表の機会を与えられたこと、今年2月のもも脳ネットのフォーラムに参加できたことがあげられます。御津医師会の活動が注目され評価されてきていると思っています。昨年3月で在宅医療連携拠点事業は終了し、県からの財政的な支援は無くなりましたが、いろいろなことができたと思います。

　さて、今後患者さんが高齢となり外来通院ができなくなる事態も想定されます。住み慣れた地域で最期まで過ごしていただくためにも訪問診療は重要な手段となります。在宅医療連携拠点事業での多職種連携・医療機関同士の連携・情報の共有などは財産として残っています。これを活用しない手はありません。更には、合同連携デスク・病診医介連携ネットワークの活動を通じて地域で患者さんを見ていくという体制が整いつつあると感じています。顔が見えて考えていることが分かり話し合える場が出来てきています。

　今年度の予定としましては、最大のイベントは御津医師会シンポジウムと思っています。11月3日に市民病院1階の岡山市地域ケア総合推進センター多目的ホールを予約しました。報告と感謝の集いは例年通り1月に予定しました。御津医師会学術講演会はほぼ月に一回継続予定です。また、医師会員懇親会も計画いたしますのでご参加をお願いします。同じ地域で診療を行っているもの同士、日常診療での思いを語り合えたらと思います。「施設完結から地域完結」へ「時々入院ほぼ在宅、時には施設で」「生活を分断しない医療」を「医療を資源に、医師会がコントロール」をめざして、更には地域での自助・互助の育成も求められています。岡山市北部地域合同連携デスクから北部地域病診医介連携ネットワークへの道筋を確実に深化させていきます。

地域で、最期に命の問題を引き受けるのはわれわれ医療者です。御津医師会の先生方の頑張りが大切になってきます。是非医師会の活動にご理解とご参加をお願いします。

(2017年4月)

有事医師派遣制度と遊事医師協力制度

理事・駒越春樹

マーガレットが咲き始めました。入梅ももうすぐです。皆様お元気ですか。普段私たちは患者さんを治療する立場ですが、けがや、病気で診療を休まないといけなくなることもあるかもしれません。

ご存じだとは思いますが御津医師会には有事医師派遣制度があります。2008年にできたこの制度は病気やけがで診療ができなくなった時、月曜から金曜の午前中の診療を継続できるように代診医を派遣する制度です。3週間にわたり派遣を行い、その間に療養していただき、場合によってはその後の方針を決定していただく時間的余裕が得られることになります。また地域の人々には対象の診療所が診療を継続しその地域を守ってくれる、御津医師会はそれを支えてくれるというメッセージを伝えることができます。

現在までに私たちの医師会内で2回利用があり、それぞれ3週間以上代診を続けることが出来、その後の通常の診療に戻ることができました。自分の診療や、診療所を休みにして代診に行っても価値があると思えるほど感謝されました。2回とも依頼は急に来たのですが、岡山医療センターの皆様のご厚意で最初の週の代診医を派遣していただきました。これは制度開始当時の三河内院長が、この制度に病院として独自に協力してくださるとおっしゃってくださり、継承してそれを実行してくださっているものと思っています。

２０１３年にはこの制度を御津医師会、赤磐医師会、北児島医師会と相互に助け合う協定に合意し調印しました。まず各医師会内で代診医を派遣するのですが、会内で埋まらない部分を他医師会に依頼します。赤磐医師会から依頼があった時には、御津医師会から数名の先生が出向かれ代診にあたられました。

最近電通社員の過労自殺事件から国では働き方の検討がなされています。わたくしたちの多くが自営業で管理者の立場にあります。働き方は勝手に決めればよいわけです。しかし訪問診療をしている場合24時間３６５日の対応を求められています。少しまとめて休みを取り遠方に出かけたいと思っても、躊躇したり、心配しながらになることがあるのではないでしょうか。現在すでに在宅医の中では病状で心配な人があるときには、その情報をホームページの会員のコーナーに入力しておいてお互いに助け合おうという申し合わせがあります。でも十分機能しているとは言えないと思います。年末年始、ゴールデンウイーク、シルバーウイークは避けて、年に1回1週間以内で安心して休みが取れリフレッシュできる「遊事医師協力制度」を考えてみてはいかがでしょうか。（２０１7年6月）

「ACP」・「最後まで自分らしく」

会長・大橋　基

平成29年も師走となりました。去る11月3日第9回御津医師会学術シンポジウムを開催しました。テーマは「ACP：アドバンス・ケア・プランニング～もしもの時に備えて命の終わりについて話し合いを始める～」でした。岡山県在宅医療連携拠点事業で「リビングウィル」のDVDを作成して、啓もう活動を始めておりました。意思を記載したものは重要ですがそれだけでは意味をなさないことがあり、意思決定の話し合いそのものに意味があり、話し合いを続けることで状況が変化しても、その人にとって最善と思われる医療・ケアが提供される可能性が高いことが知られています。それがアドバンス・ケア・プランニング（事前ケア計画づくり）です。

終末期医療も終末期の定義そのものも難しく、人生の最終段階の医療という言い方になってきました。高齢多死社会の到来は目の前です。当たり前のことですが、残念ながら、すべての病気を治し、亡くなるという事を無くすことは出来ません。亡くなることは避けられませんが、準備をしておけば望む形での最期を迎えられる可能性は増えると思います。岡山県も啓発に向けてのテレビ番組「最後まで自分らしく」を制作いたしました。

多くの方は、抗がん剤の効果が乏しくなっても自らの予後をそれほど短いとは思っていなくて、最終段階になると自ら意思決定を行う事が難しい状況となることが多い事が知られています。これでは、本人の望む医療・ケアを提供することは難しいです。では、どうすればよいのでしょうか？　自らの病状を十分理解していただけるように病状説明を丁寧に行います。その上で命に対する考え方や、治療の内容の選択、最期を迎える場所などの希望をよく聴いて話し合いながらいろいろな事を決めていきます。場合によってはそれを記録し皆で共有しておくこともよいでしょう。多くのかかわりの中でその人らしい、その人にふさわしい最期の時を迎えられると本人・ご家族の満足度が高い事も知られています。

「ACP」は聞き慣れない言葉で、それだけで難しい、良くわからないという反応が多いのですが、誰もが日々行っている行動、活動はまさにこの事なのではないかと思います。今向き合っている方は、ご自身の状況をどのように思われていて、どうありたいと思っておられるのか。関わっている方々で若干ニュアンスが異なることがあるかもしれません。分からないところは話し合えば良いのです。そして、関係する多くの職種の方々で話し合い、その方の全体像を理解し、希望に沿うようにすれば良いのです。

講演いただいた松岡保健所長の「開きながら守る」というのは結構面白い考え方だと思いました。オープンに自らを開示しながらサポーターを増やしていくことが望む最期に繋がっていくのではないかという事です。

岡山市制作の冊子もございます。今一度考えてみていただけましたら幸いです。（２０１７年12月）

地域医療連携・「合同連携デスク」と「病診医介連携ネットワーク」

会長・大橋　基

地域では高齢の多疾患罹患の患者が増えています。明日は総合病院で複数の科を受診しなくてはいけないが、万全の体調でないと一日持たないので点滴をしてほしいと受診する患者もいます。医療とは何かを考えさせられる日々です。岡山市北部地域は比較的医療機関が潤沢に存在する地域であり、選択肢は多く、情報は錯そうしています。その中で患者は右往左往している場合もあります。このようなことが無いように、ふさわしい場所で療養していただけるように、地域で医療連携を考えてきたつもりでしたが十分ではなかったようです。もう一歩進めて、〝時々入院ほぼ在宅、時には施設で〟〝生活を分断しない医療（医療の目的は生活に戻すこと）〟をスローガンに、地域で患者を支える仕組みをつくることを医師会が主導する形で考えてみました。

急性期病院としては、繰り返す誤嚥性肺炎、繰り返す慢性心不全や脊椎の圧迫骨折などはあまり歓迎されません。

しかし、在宅ではたいへん困ります。そのような場合に、何とか入院先を確保できないかと考えて、地区医師会が働きかける形で12の病院（高度急性期・一般急性期・回復期・療養型・精神科病院などを含む、当初は6か所から始まり、次第に増加）と医師会の間で、アライアンスを組むことにしました。自宅療養が難しくなった患者が発生した場合の患者紹介の連絡先を統一しました。「岡山市北部地域合同連携デスク」です。二つの病院職員と御津医師会職員が交代で対応している。医師会員は一度電話し紹介状を送付すればよいことになりました。デスクでは、紹介があると参加病院の連携室と相談の上ふさわしい病院を選定し返事を返します。参加病院間でもそれぞれの診療内容に見合った患者のやり取りが行われるようになりました。困ったときはお互い様なのです。月に一回関係者が一堂に会して連携の意見交換会を開催し、顔の見える関係のなかで物事が進んでいます。この一体感が、事例ごとの経過で、問題が生じても速やかに解決策が検討できる場を作り出しています。

デスクが動き出して約一年が経過したころ、退院時の連携もスムースにできないかと「岡山市北部地域病診医介連携ネットワーク」と称しての多職種連携の会を開催し、話し合いをはじめ継続しています。病院からすると面倒な患者も断られることはほぼ無くなりました。病院としても症状が軽快すれば速やかに元の療養場所へ帰れることは在院日数の短縮にもつながります。行政でもなく、病院でもなく、まさに何でも載せられるプラットホームとして機能し得る、地区医師会が役割を果たすことが地域での問題解決に寄与することができたのではないかと思っています。（２０１８年3月）

「シンポジウム」と「報告と感謝の集い」

会長・大橋　基

『御津医師会にとっての地域医療とは、「命を助け、救い、見放さない」という医師免許の精神に基づいて、「会員の生存権を保障して地域住民の命を守る」ことです。

地域医療の原点は、医療機関間の信頼と、医療機関と地域住民との2種類の信頼です。この信頼形成は一朝一夕にしては不可能です。地域住民の医療機関への信頼の条件として、医療機関の命を守る専門的情報および治療技術の進歩のみならず医療機関間の住民の命を守り抜く連帯感の存在の確認が必要です。医療の本質は生活の危機管理です。危機管理とは「最悪を想定して、最良を行う」ことです。地域社会にとっての最悪の状況とは、災害や経済悪化に加えて少子高齢化社会による認知症などがあります。医療機関と地域住民との協力なくして解決は不可能です。地域住民個人にとっては心身の悩みを解決しながら、地域社会に生活の場を持って参加することが最良の状況です。現在、「地域医療の崩壊」が危惧されていますが、地域医療のあり方については数々のすばらしいコンセプトが紹介されています。それらのコンセプトを紹介しながら、御津医師会の信頼形成を基軸とした「御津医師会医療現場を守る相互扶助プログラム」の進捗状況の説明に関して、関係者の方々のご助言とご指導をいただければこれに勝る喜びはございません。』

以上が、第一回の学術シンポジウムを始める際の呼び掛け文です。Conceptを共有するためのシンポジウムでのDiscussionの後、集まっていただいた関係各位と今度はDialogueの時間を持ちたく、少しお酒も入った会を行ってきました。「報告と感謝の集い」です。当初、医師会員を支えている職員や家族に感謝しようという趣旨もあり、地域での活動を共に行っている多職種の方々・地域の医療関係者・地域にお住まいの方々に日頃の感謝の気持ちを持って場を設定するという事でこのような名称となりました。会を重ねるごとに、少しずつテーマも変化し、開催時期も変わってきましたが、地域の方といろいろ一緒に考えていくという事は変わらずに続いていると思います。3年前には、さらに広大な地域を有する医師会となりました。一口に地域といっても人口構成、医療資源など大きく異なり、問題も多様です。一堂に会するという事も簡単ではありません。

次回は第10回の節目を迎えます。当初の趣旨を再度確認して、10年という時間の変化も鑑み、どのような内容がふさわしいのか、どのように開催するのが望ましいのか改めて議論する必要がありそうです。

地域包括ケア、地域完結の医療と「地域」がキーワードです。地区医師会抜きには何も始まりません。会員の皆様のご理解とご参加をお願いいたします。（２０１８年4月）

年表

年号	西暦	月	日	事業名
平成20	2008	4	9	御津医師会各分科会
平成20	2008	4	10	御津医師会学術講演会
平成20	2008	5	21	御津医師会分科会
平成20	2008	6	25	「医療現場を守る」を語る会
平成20	2008	7	16	御津医師会分科会
平成20	2008	7	26	歯科医師会御津支部と御津医師会の懇談会
平成20	2008	7	30	「ケアカンファレンス」勉強会
平成20	2008	8	5	「夜間輪番制について」打合会
平成20	2008	8	26	「糖尿病地域連携パス」勉強会
平成20	2008	9	3	御津医師会分科会
平成20	2008	9	11	御津医師会学術講演会
平成20	2008	9	25	「第2回病診連携に向けて」勉強会
平成20	2008	10	29	特定保健指導説明会
平成20	2008	10	30	「医療現場を守る」相互扶助プログラム夜間輪番制度実施の調印式
平成20	2008	11	29	吉備中央町「町民公開講座――脳卒中のことがよくわかるお話」
平成20	2008	12	9	第2回糖尿病勉強会
平成20	2008	12	11	第3回病診連携勉強会
平成20	2008	12	13	「報告と感謝の集い」

年号	西暦	月	日	事業名
平成21	2009	1	22	夜間診療輪番制モニタリング会議
平成21	2009	2	26	「第4回病診連携に向けての勉強会」
平成21	2009	3	5	新型インフルエンザ講演会
平成21	2009	3	31	「岡山空港飛行機事故対策を考える会」
平成21	2009	4	16	第3回糖尿病勉強会
平成21	2009	4	23	第5回病診連携に向けての勉強会
平成21	2009	5	20	緊急御津医師会新型インフルエンザ対策について全体会
平成21	2009	5	27	夜間診療輪番制度モニタリング会議
平成21	2009	6	25	第6回病診連携に向けての勉強会
平成21	2009	6	25	岡山空港航空機事故対策について県森廣危機管理監との面談
平成21	2009	7	16	第4回糖尿病勉強会
平成21	2009	7	23	夜間輪番制の今後について会議
平成21	2009	7	29	災害救急対策会議
平成21	2009	7	30	岡山市長との面談
平成21	2009	8	22	歯科医師会御津支部と御津医師会の懇談会
平成21	2009	8	27	第1回「もの忘れ外来」開設支援セミナー
平成21	2009	9	16	夜間輪番制モニタリング会議
平成21	2009	9	17	第7回病診連携に向けての勉強会
平成21	2009	10	1	岡山空港管理事務所と御津医師会との会談
平成21	2009	11	25	災害救急打合わせ
平成21	2009	11	26	「認知症サポーターシステム構築」の講演会

年号	西暦	月	日	事業名
平成21	2009	12	3	岡山空港管理事務所と御津医師会との会談
平成21	2009	12	5	報告と感謝の集い
平成21	2009	12	27	岡山空港（救急器具等）視察
平成22	2010	1	21	糖尿病勉強会
平成22	2010	1	22	第3回「もの忘れ外来」開設支援セミナー
平成22	2010	2	23	第4回夜間診療輪番制モニタリング会議
平成22	2010	3	25	MDS研修会
平成22	2010	4	15	糖尿病勉強会
平成22	2010	5	16	強毒性新型インフルエンザ発熱外来訓練
平成22	2010	5	19	危機管理ミーティング
平成22	2010	5	30	岡山空港災害対策パッケージング
平成22	2010	6	12	第1回定款改正委員会
平成22	2010	6	19	「地域医療」学術シンポジウム
平成22	2010	7	15	糖尿病勉強会
平成22	2010	8	25	産業医相談窓口
平成22	2010	9	5	22年度総合防災訓練
平成22	2010	9	22	産業医相談窓口
平成22	2010	9	30	第5回夜間診療輪番制モニタリング会議
平成22	2010	10	8	糖尿病勉強会
平成22	2010	10	27	産業医相談窓口
平成22	2010	11	4	第6回夜間診療輪番制モニタリング会議

年号	西暦	月	日	事業名
平成22	2010	11	10	災害救急委員会
平成22	2010	11	24	産業医相談窓口
平成22	2010	12	9	救急蘇生講習会
平成23	2011	1	8	学術シンポジウム・報告と感謝の集い
平成23	2011	1	19	子宮頸がん等ワクチン同時接種について説明会
平成23	2011	1	20	第2回定款改正委員会
平成23	2011	1	21	糖尿病勉強会
平成23	2011	2	17	第3回定款改正委員会
平成23	2011	2	23	平成22年度岡山空港航空機事故総合訓練
平成23	2011	3	17	第4回定款改正委員会
平成23	2011	3	30	糖尿病医療連携意見交換会
平成23	2011	4	21	第5回定款改正委員会
平成23	2011	4	22	糖尿病勉強会
平成23	2011	5	19	第6回定款改正委員会
平成23	2011	5	20	榊原病院・第1回循環器勉強会
平成23	2011	6	16	第7回定款改正委員会
平成23	2011	6	21	岡山県医師会webテレビ会議テスト
平成23	2011	6	25	平成23年度第1回郡市地区医師会長協議会
平成23	2011	6	30	第7回夜間診療制モニタリング会議
平成23	2011	7	21	第8回定款改正委員会
平成23	2011	7	22	糖尿病勉強会

年号	西暦	月	日	事業名
平成23	2011	8	11	第9回定款改正委員会
平成23	2011	9	22	第10回定款改正委員会
平成23	2011	9	29	学術講演会「高齢者結核患者の特徴と早期発見について」
平成23	2011	10	1	健康おかやま21共催「脳卒中のことがよくわかる!!」市民公開講座
平成23	2011	10	6	第11回定款改正委員会
平成23	2011	10	22	第3回「地域医療」学術シンポジウム・報告と感謝の集い
平成23	2011	10	28	糖尿病勉強会
平成23	2011	11	11	榊原病院・第2回循環器勉強会
平成23	2011	11	21	定款改正委員会
平成23	2011	11	24	吉備中央町認知症を考える会（共催）
平成23	2011	11	30	北地域医療連携（終末期医療）意見交換会
平成23	2011	12	26	定款改正委員会
平成24	2012	1	27	糖尿病勉強会
平成24	2012	2	29	北地域医療連携（終末期医療）意見交換会
平成24	2012	3	28	講演会「スウェーデンの認知症高齢者ケア」
平成24	2012	3	28	第2回糖尿病医療連携意見交換会
平成24	2012	4	19	第2回法人移行委員会
平成24	2012	6	7	夜間診療輪番制モニタリング会議
平成24	2012	6	29	糖尿病勉強会
平成24	2012	7	10	特例民法法人検査（岡山県保健福祉部）
平成24	2012	7	18	法人移行委員会

年号	西暦	月	日	事業名
平成24	2012	7	25	在宅医療を推進する会
平成24	2012	8	23	法人移行委員会
平成24	2012	8	28	医療連携意見交換会「スムースな退院調整」
平成24	2012	8	30	岡山医療センターとの意見交換会
平成24	2012	9	6	地域との「在宅の看取りを考える」意見交換会
平成24	2012	9	26	法人移行委員会
平成24	2012	10	20	「地域医療」学術シンポジウム・報告と感謝の集い
平成24	2012	10	29	法人移行委員会
平成24	2012	11	8	「在宅医療」講演会
平成24	2012	11	8	「在宅医療」座談会
平成24	2012	11	10	町民健康公開講座脳卒中のことがよくわかるお話
平成24	2012	11	28	勉強会「高齢者における排尿障害」
平成24	2012	12	4	糖尿病勉強会
平成25	2013	1	23	多職種連携意見交換会
平成25	2013	1	30	法人移行委員会
平成25	2013	2	13	岡山空港航空機災害訓練
平成25	2013	2	16	多職種協働による在宅チーム医療を担う人材育成事業地域リーダー研修会
平成25	2013	3	2	御津医師会『「平穏死」10の条件』講演会
平成25	2013	3	15	糖尿病意見交換会
平成25	2013	3	17	「地域支援サポーター養成講座」講演
平成25	2013	3	19	「晴れやかネット」説明会

年号	西暦	月	日	事業名
平成25	2013	3	22	糖尿病研修会
平成25	2013	3	23	在宅医療にかかわる保険請求講習会
平成25	2013	4	1	一般社団法人御津医師会　発足
平成25	2013	4	30	有事医師派遣制度に関する三医師会合同委員会発足にむけてのミーティング
平成25	2013	5	17	第1回多職種勉強会『在宅医療における「噛む」「飲み込む」「話す」ことへの支援について』
平成25	2013	6	2	有事医師派遣制度三医師会調印式
平成25	2013	7	5	超高齢社会における「がん拠点病院」のMissionとは
平成25	2013	7	6	「エンディングノート」上映会
平成25	2013	7	22	法人移行委員会
平成25	2013	9	2	法人移行委員会
平成25	2013	9	11	中野一司先生講演会
平成25	2013	9	11	中野一司先生座談会
平成25	2013	10	5	地域医療「学術」シンポジウム・報告と感謝の集い
平成25	2013	11	11	法人移行委員会
平成25	2013	11	19	学術講演会「呼吸器疾患の漢方治療」
平成25	2013	11	22	糖尿病勉強会
平成25	2013	12	7	平成25年岡山県医師会長賞受賞式
平成25	2013	12	12	みつネット・津高一宮ネット合同講演会・意見交換会
平成25	2013	12	15	連携拠点事業「在宅医療の充実と薬剤師の活用」講演会
平成25	2013	12	16	連携拠点事業「退院時カンファレンス」講演会
平成26	2014	1	10	岡山県医師会長賞祝賀会・新年会

年号	西暦	月	日	事業名
平成26	2014	2	2	在宅医療連携事業久坂部羊先生講演会
平成26	2014	3	14	御津医師会と岡山中央病院医師の連携における意見交換会
平成26	2014	3	15	市民と専門職による「在宅医療・介護」意見交換会
平成26	2014	3	17	ハーバード公衆衛生大学院ジャパントリップ訪問診療・介護見学受入
平成26	2014	3	17	ハーバード公衆衛生大学院&御津医師会合同地域医療カンファレンス
平成26	2014	3	24	「晴れやかネット」拡張機能勉強会
平成26	2014	4	1	事務局移転
平成26	2014	4	7	第15回法人移行委員会
平成26	2014	5	26	在宅医療連携事業事務会議
平成26	2014	6	9	吉備医師会市内会員との合流会議
平成26	2014	6	16	第2回在宅医療を推進する会
平成26	2014	7	18	糖尿病勉強会
平成26	2014	8	2	見える事例検討会
平成26	2014	8	7	夜間輪番制モニタリング会議
平成26	2014	8	11	吉備医師会市内会員との合流会議
平成26	2014	9	9	第3回御津医師会在宅医療を推進する会
平成26	2014	9	17	在宅連携拠点事業研修会「死生観」善教寺・結城思問先生
平成26	2014	9	18	映画エンディングノート上映会
平成26	2014	10	4	第2回国際医療貢献フォーラム
平成26	2014	10	5	映画エンディングノート上映会
平成26	2014	10	11	「地域医療」学術シンポジウム

年号	西暦	月	日	事業名
平成26	2014	10	11	報告と感謝の集い
平成26	2014	10	26	映画エンディングノート上映会
平成26	2014	11	10	合流準備委員会
平成26	2014	12	5	在宅医療を推進する会
平成26	2014	12	18	津高一宮ネット全体会議
平成27	2015	1	23	第19回御津医師会糖尿病勉強会
平成27	2015	1	27	かかりつけ医のための認知症セミナー
平成27	2015	2	7〜8	見える事例検討ファシリテーター養成講座
平成27	2015	2	14	御津医師会地域住民と専門職向け講演会
平成27	2015	2	17	岡山空港災害訓練
平成27	2015	3	27	合同連携デスク会議
平成27	2015	4	1	御津医師会へ合流（足守・高松地区の先生）
平成27	2015	5	7	在宅医療を推進する会
平成27	2015	6	1	第1回岡山市北部地域合同連携デスク検証会議
平成27	2015	6	18	日本看取り士会代表柴田さん面談
平成27	2015	6	19	糖尿病勉強会
平成27	2015	7	5	第1回故人を偲び想いを語る会
平成27	2015	7	6	第2回岡山市北部地域合同連携デスク検証会議
平成27	2015	7	8	夜間診療輪番制モニタリング会議
平成27	2015	7	25	静岡医師会・御津医師会意見交換会・座談会
平成27	2015	8	6	足守高松地区町内会長・医師会懇談会

年号	西暦	月	日	事業名
平成27	2015	9	5	多職種による「見える事例検討会」ファシリテーター・フォローアップ講座
平成27	2015	9	7	第4回岡山市北部地域合同連携デスク検証会議
平成27	2015	9	12	AMDA南海トラフ地震対応調整会議
平成27	2015	9	24	見える事例検討会
平成27	2015	10	5	第5回岡山市北部地域合同連携デスク検証会議
平成27	2015	10	14	岡山市北部地域「合同連携デスク」症例検証会
平成27	2015	10	16	「いきたひ」上映会・講演会
平成27	2015	11	2	合同連携デスク受付担当会議
平成27	2015	11	3	「地域医療」学術シンポジウム
平成27	2015	11	6	平成27年度秋の叙勲拝謁
平成27	2015	11	17	第6回在宅医療を推進する会
平成27	2015	11	26	急性期病院の機能を活かす　多職種連携意見交換会
平成27	2015	12	7	第6回岡山市北部地域合同連携デスク検証会議
平成28	2016	1	9	山本五十年先生講演会
平成28	2016	1	16	女子会・着付け教室
平成28	2016	1	30	報告と感謝の集い
平成28	2016	2	1	第7回岡山市北部地域合同連携デスク検証会議
平成28	2016	2	18	第1回名簿作成委員会
平成28	2016	2	20	林望先生講演会
平成28	2016	2	27	日本医療マネジメント学会第16回岡山県支部学術集会
平成28	2016	3	1	みつネット・津高一宮ネット　合同全体会議

年号	西暦	月	日	事業名
平成28	2016	3	7	第8回岡山市北部地域合同連携デスク検証会議
平成28	2016	3	9	第2回名簿作成委員会
平成28	2016	3	22	岡山県在宅医療連携拠点事業　終了
平成28	2016	4	4	第9回岡山市北部地域合同連携デスク検証会議
平成28	2016	4	24	円城安心ネット町民公開講座
平成28	2016	5	11	名簿作成委員会
平成28	2016	5	27	名簿作成委員会
平成28	2016	6	6	第10回岡山市北部地域合同連携デスク検証会議
平成28	2016	6	15	岡山市北部地域病診医介連携ネットワークコア会議
平成28	2016	6	21	岡山市胃内視鏡二重読影会検討会
平成28	2016	6	24	名簿作成委員会
平成28	2016	7	1	津山中央病院陽子線治療学術講演会
平成28	2016	7	4	岡山市北部地域合同連携デスク検証会議
平成28	2016	7	5	北区北地域在宅医療介護連携意見交換会
平成28	2016	7	8	名簿作成委員会
平成28	2016	7	9	第3回AMDA南海トラフ災害対応プラットフォーム調整会議
平成28	2016	7	22	名簿作成委員会
平成28	2016	7	24	第4回国際医療貢献フォーラム
平成28	2016	7	27	夜間診療輪番制モニタリング会議
平成28	2016	8	1	岡山市北部地域合同連携デスク検証会議
平成28	2016	8	5	岡山市北部地域病診医介連携ネットワーク会議

年号	西暦	月	日	事業名
平成28	2016	8	25	第1回学術講演会「腰下肢痛のプライマリケア」
平成28	2016	9	3	第2回故人を偲び想いを語る会
平成28	2016	9	5	第13回岡山市北部地域合同連携デスク検証会議
平成28	2016	9	29	第2回学術講演会「糖尿病」
平成28	2016	10	3	岡山市北部地域合同連携デスク会議
平成28	2016	10	7	岡山市と話合い「在宅当番医について」
平成28	2016	10	20	岡山市消防署　表敬訪問
平成28	2016	10	20	学術講演会「骨粗鬆症」
平成28	2016	10	27	講和会・親睦会
平成28	2016	11	3	「地域医療」学術シンポジウム
平成28	2016	11	7	岡山市北部地域合同連携デスク会議
平成28	2016	11	17	学術講演会「前立腺がん」
平成28	2016	11	22	岡山空港航空機事故総合訓練
平成28	2016	12	5	岡山市北部地域合同連携デスク会議
平成28	2016	12	5	学術講演会「COPD」
平成29	2017	1	28	報告と感謝の集い
平成29	2017	2	6	岡山市北部地域合同連携デスク会議
平成29	2017	2	18	女子会
平成29	2017	2	23	学術講演会「認知症」
平成29	2017	3	6	岡山市北部地域合同連携デスク検証会議
平成29	2017	3	16	学術講演会「脂質異常症」

年号	西暦	月	日	事業名
平成29	2017	3	26	新潟市在宅医療・介護連携センター講演
平成29	2017	4	11	学術講演会「喘息・ＣＯＰＤ」
平成29	2017	4	18	岡山市北部地域病診医介連携ネットワーク
平成29	2017	5	15	岡山市北部地域合同連携デスク検証会議
平成29	2017	5	18	学術講演会「サムスカ」
平成29	2017	6	2	故人を偲び想いを語る会準備会
平成29	2017	6	6	病診医介連携ネットワーク会議準備会
平成29	2017	6	12	岡山市北部地域合同連携デスク検証会議
平成29	2017	6	14	学術講演会「脂質異常症」
平成29	2017	7	4	病診医介連携ネットワーク会議準備会
平成29	2017	7	7	故人を偲び想いを語る会準備会
平成29	2017	7	9	国際医療貢献プラットフォーム第１回総会
平成29	2017	7	10	岡山市北部地域合同連携デスク検証会議
平成29	2017	7	20	学術講演会「糖尿病」
平成29	2017	7	23	第４回ＡＭＤＡ南海トラフ災害対応プラットホーム調整
平成29	2017	8	1	夜間診療輪番制モニタリング会議
平成29	2017	8	3	円城安心ネット研修会
平成29	2017	8	7	岡山市北部地域合同連携デスク検証会議
平成29	2017	8	21	岡山市北部地域合同連携デスク検証会議
平成29	2017	8	29	学術講演会「前立腺がん連携パス・便秘症」
平成29	2017	9	5	岡山市北部地域病診医介連携ネットワーク

年号	西暦	月	日	事業名
平成29	2017	9	19	故人を偲び想いを語る会準備会
平成29	2017	9	28	学術講演会「脳梗塞」
平成29	2017	9	30	故人を偲び想いを語る会
平成29	2017	10	2	岡山市北部地域合同連携デスク検証会議
平成29	2017	10	12	保健文化賞授賞式・祝賀会
平成29	2017	10	19	学術講演会「緩和ケアにおける放射線治療」
平成29	2017	11	3	地域医療学術シンポジウム
平成29	2017	11	6	岡山市北部地域合同連携デスク検証会議
平成29	2017	11	8	学術講演会「運動器慢性痛」
平成29	2017	12	13	学術講演会「糖尿病」
平成30	2018	1	15	岡山市北部地域合同連携デスク検証会議
平成30	2018	1	18	学術講演会「高尿酸血症」
平成30	2018	1	20	報告と感謝の集い
平成30	2018	1	27	岡山市北部地域病診医介連携ネットワーク
平成30	2018	2	15	学術講演会「糖尿病」
平成30	2018	3	5	岡山市北部地域合同連携デスク検証会議
平成30	2018	3	7	学術講演会「骨粗鬆症」
平成30	2018	3	15	大分市連合医師会より視察

御津医師会歴代役員（一般社団法人御津医師会昭和22年11月1日知事認可）

就任	退任	代	会長	副会長	理事			監事		議長	副議長
昭22・6・4	昭22・12・7	1	森谷善七	浦上武彦	露野武夫	行森たまき	沼本綾造	三好智整	近藤正信		
昭22・12・8	昭24・6・24	2	中島登馬夫	浦上武彦	行森たまき	沼本綾造	今井正善	三好智整	近藤正信	三好忠寿	原正雄
昭24・6・25	昭25・3・31	3	露野武夫	浦上武彦	行森たまき	沼本綾造	今井正善	三好智整	近藤正信	三好忠寿	原正雄
昭25・4・1	昭27・3・31	4	近藤正信	三好忠寿	行森たまき	沼本綾造	今井正善	三好智整	高浦剛七郎	原正雄	木村立夫
昭27・4・1	昭30・3・31		近藤正信	三好忠寿	沼本綾造	今井正善	高浦剛七郎	木村立夫	丹原驍夫	行森たまき	木村立夫
昭30・4・1	昭33・3・31		近藤正信	三好忠寿	今井正善	高浦剛七郎	木村立夫	丹原驍夫	片山甫介	行森たまき	木村立夫
昭33・4・1	昭36・3・31		近藤正信	高浦剛七郎	今井正善	木村立夫	清水幸生	丹原驍夫	片山甫介	浦上武彦	難波忠経
昭36・4・1	昭39・3・31		近藤正信	高浦剛七郎	木村立夫	清水幸生	三戸岡節男	丹原驍夫	片山甫介	浦上武彦	難波忠経
昭39・4・1	昭42・3・31	5	丹原驍夫	高浦剛七郎	清水幸生	三戸岡節男	林愛子	片山甫介	横山武志	浦上武彦	難波忠経
昭42・4・1	昭45・3・31	6	高浦剛七郎	山中英	坂野雅男	花岡篤美	小林太郎	難波孝経	塚本哲応	難波忠経	海野節夫
昭45・4・1	昭46・3・31		高浦剛七郎	山中英	坂野雅男	花岡篤美	小林太郎	難波孝経	塚本哲応	難波忠経	海野節夫
昭46・4・1	昭48・3・31	7	山中英	三戸岡節男	坂野雅男	花岡篤美	小林太郎	難波孝経	塚本哲応	難波忠経	海野節夫
昭48・4・1	昭51・3・31		山中英	三戸岡節男	坂野雅男	小林太郎	海野節夫	難波孝経	塚本哲応	清水幸生	難波忠経

就任	退任	代	会長	副会長	理事			監事		議長	副議長
昭51・4・1	昭54・3・31	8	三戸岡節男	清水幸生	塚本哲応	駒越春男	三村一	片山甫介	海野節夫	坂野雅男	近藤正昭
昭54・4・1	昭56・3・31	9	清水幸生	駒越春男	塚本哲応	須藤和夫	三村一	山谷儀	花岡篤美	近藤正昭	三好和宏
昭56・4・1	昭59・3・31	10	駒越春男	須藤和夫	塚本哲応	坂野雅男	三村一	中山臧人	花岡篤美	近藤正昭	林愛子
昭59・4・1	昭61・3・31		駒越春男	須藤和夫	田野口忠允	三村一	三好和宏	中山臧人	花岡篤美	塚本哲応	山中慶人
昭61・4・1	昭63・3・31	11	須藤和夫	塚本哲応	三戸岡節男	近藤洋一	浦上博之	草地敏治	那須昭三	小林太郎	田野口忠允
				三村一	山中慶人	花岡篤美	三好和宏				
昭63・4・1	平2・3・31	12	三村一	近藤洋一	塚本哲応	坂野雅男	山中慶人	駒越春男	那須昭三	横山武志	田野口忠允
				三好和宏	花岡篤美	宗田範	有森稔				
平2・4・1	平4・3・31		三村一	近藤洋一	塚本哲応	山中慶人	菅波茂	清水幸生	山谷儀	横山武志	田野口忠允
				三好和宏	坂野誠	那須昭三	宗田範				
					有森稔						
平4・4・1	平6・3・31		三村一	近藤洋一	山中慶人	菅波茂	塚本眞言	駒越春男	山谷儀	清水幸生	浦上博之
				有森稔	今井善朗	宗田範	三好和宏				
					安原正雄						
平6・4・1	平8・3・31		三村一	近藤洋一	山中慶人	塚本眞言	難波晃	宗田範	山下浩一	須藤和夫	熊代修

就任	退任	代	会長	副会長	理事			監事		議長	副議長
				菅波茂	駒越春樹	有森稔	野間啓輔				
					今井善朗	鳥越昇一郎	三好和宏				
平8・4・1	平10・3・31		三村一	近藤洋一	三好和宏	山中慶人	有森稔	宗田範	山下浩一	須藤和夫	熊代修
				菅波茂	難波晃	塚本眞言	駒越春樹				
					今井善朗	鳥越昇一郎	塩田哲也				
平10・4・1	平12・3・31		三村一	三好和宏	菅波茂	菅原正憲	駒越春樹	宗田範	今井善朗	有森稔	山谷幾道
				山中慶人	難波経雄	難波晃	森脇和久				
				近藤洋一	大橋基	熊代修	山下浩一				
				塚本眞言	鳥越昇一郎						
平12・4・1	平14・3・31	13	近藤洋一	三好和宏	菅原正憲	駒越春樹	難波経雄	宗田範	坂野誠	有森稔	山谷幾道
				山中慶人	難波晃	森脇和久	鳥越昇一郎				
				塚本眞言	大橋基	熊代修	山下浩一				
					今井善朗						
平14・4・1	平16・3・31		近藤洋一	三好和宏	菅原正憲	駒越春樹	難波経雄	宗田範	坂野誠	有森稔	須江邦彦
				山中慶人	難波晃	森脇和久	鳥越昇一郎				

就任	退任	代	会長	副会長	理事			監事		議長	副議長
				塚本眞言	大橋基	熊代修	山下浩一				
					今井善朗	山谷幾道	福本光宏				
					谷崎眞行						
平16・4・1	平18・3・31		近藤洋一	三好和宏	菅原正憲	駒越春樹	難波経雄	宗田範	坂野誠	有森稔	須江邦彦
			（全員再任）	山中慶人	難波晃	森脇和久	鳥越昇一郎				
				塚本眞言	大橋基	熊代修	山下浩一				
					今井善朗	山谷幾道	福本光宏				
					谷崎眞行						
平18・4・1	平20・3・31		近藤洋一	三好和宏	菅原正憲	駒越春樹	難波晃	宗田範	坂野誠	有森稔	難波経雄
				山中慶人	森脇和久	鳥越昇一郎	熊代修				
				塚本眞言	山下浩一	今井善朗	山谷幾道				
					川島邦裕	須江邦彦	三河内弘				
平20・4・1	平22・3・31	14	菅波茂	難波晃	菅原正憲	鳥越昇一郎	熊代修	宗田範	山中慶人	有森稔	黒住陽一
				森脇和久	山下浩一	今井善朗	山谷幾道				
				塚本眞言	川島邦裕	須江邦彦	三河内弘				

就任	退任	代	会長	副会長	理事	理事	理事	監事	監事	議長	副議長
				駒越春樹	逸見睦心	深澤隆雄	大守規敬				
				大橋基	田村宜夫	難波経雄	塩田哲也				
					福本光宏	五島紳一郎					
平22・4・1	平24・3・31	15	難波晃	森脇和久	難波経雄	深澤隆雄	菅波茂	山中慶人	三好和宏	有森稔	宗田範
（平22・5・27）	（平24・5・26）			塚本眞言	熊代修	五島紳一郎	今井善朗				
				駒越春樹	田村宜夫	山下浩一	菅原正憲				
				大橋基	山谷幾道	塩田哲也	黒住陽一				
				鳥越昇一郎	須江邦彦	川島邦裕	大守規敬				
					逸見睦心	近藤洋一	東良平				
					井戸幸男	吉武晃	小橋ひろみ				
					津曲兼司	楠戸康通	宇野芳史				
					西岡信二						
平24・4・1	平26・5・10	16	森脇和久	塚本眞言	難波経雄	菅波茂	難波晃	深澤隆雄	田村宜夫	有森稔	福本光宏
（平24・5・26）				駒越春樹	熊代修	五島紳一郎	今井善朗				
	平25年4月			鳥越昇一郎	山下浩一	大橋基	菅原正憲				

就任	退任	代	会長	副会長	理事			監事		議長	副議長
	一般社団法人へ移行				黒住陽一	須江邦彦	川島邦裕				
					大守規敬	近藤洋一	吉武晃				
					佐藤利雄	清藤哲司	大森信彦				
平26・5・11	平28・5・21	17	駒越春樹	塚本眞言	難波晃	森脇和久	鳥越昇一郎	熊代修	山下浩一	福本光宏	黒住陽一
				大橋基	五島紳一郎	今井善朗	菅原正憲				
				大守規敬	須江邦彦	近藤洋一	吉武晃				
				（平26・5・21）	大森信彦	津島知靖	難波経豊				
平27・5・16	平28・5・21		追加	江原芳男	大森浩介	木村恵	田中耕太郎				
平28・5・21	平30・5・26	18	大橋基	塚本眞言	難波晃	森脇和久	駒越春樹	熊代修	山下浩一	伊藤士郎	黒住陽一
				大守規敬	鳥越昇一郎	五島紳一郎	菅原正憲				
				難波経豊	近藤洋一	大森信彦	津島知靖				
				中山堅吾	江原芳男	大森浩介	木村恵				
					深井待子	宗盛真	中村毅				
平30・5・26		19	中山堅吾	塚本眞言	大橋基	鳥越昇一郎	五島紳一郎	森脇和久	大森浩介	伊藤士郎	大守規敬

就任	退任	代	会長	副会長	理事			監事		議長	副議長
				難波経豊	菅原正憲	大森信彦	津島知靖				
				山下浩一	木村恵	宗盛真	中村毅				
					清藤哲司	吉田英紀	坪井雅弘			顧問	近藤洋一
					久保俊英					難波晃	駒越春樹

御津医師会

1947年新生御津郡医師会として設立。当時の会員は十数人から二十数人ほどの小所帯だった。その後の市町村合併により岡山市北部と吉備中央町の一部をエリアとし、エリア内の人口は約8万5000人。岡山県内では岡山市医師会、倉敷市医師会、津山市医師会に次ぐ規模。現在の会員数は120人。

見放さないその命——御津医師会10年の挑戦

2018年12月24日　発行

編　者　御津医師会記念誌編纂委員会

企画・発行　御津医師会
〒701-1152　岡山市北区津高637-6
電話 086-259-3812　ファクス 086-259-3813
ウェブサイト　http://mituishikai.com

発　売　吉備人出版
〒700-0823　岡山市北区丸の内2丁目11-22
電話 086-235-3456　ファクス 086-234-3210
ウェブサイト　http://www.kibito.co.jp
Eメール　books@kibito.co.jp

印　刷　研精堂印刷株式会社

製　本　日宝綜合製本株式会社

ISBN978-4-86069-566-8　C0047